U0127269

HOW YOU STAND

HOW YOU MOVE

HOW YOU LIVE

學放鬆
改正錯誤姿勢
認識亞歷山大技巧

CONTENTS

目錄

006　導讀　解讀身體密碼，開啟自癒力
彭建翔（專業職能治療師、亞歷山大技巧教師）、
黃詩雲（亞歷山大技巧教師）

012　推薦序　覺知，讓我們更輕鬆地使用身體
唐幼馨（台灣瑜伽提斯協會創會會長）

014　推薦序　亞歷山大技巧教我懂得往內觀察自己
陳意涵（演員）

015　推薦序　亞歷山大技巧教導我學習不為，減少誤用傷害
蕭兆斐（一般內科醫師）

018　簡介

025　亞歷山大簡介

032　自我體驗簡介

035 **第一部：動作怎麼來的？**

036 01 你的動作方式和你想的完全不同

044 02 故障的驅動系統

049 03 人是怎麼站的？

054 04 二足動物的挑戰

060 自我體驗 A 與 B

079 **第二部：你如何感受？**

080 05 人體第六感──身體感知

088 06 感覺錯亂

096 07 恐懼感

102 08 恐懼下的身與心

119 09 焦慮與表演

128 10 注意力、自覺與有意識抑制

135 第三部：你如何思考？

136　11 倫敦美好的一天，我毫無所感

140　12 發現心靈的思考力

159　13 盯緊你的球

170　14 練習抑制，放鬆緊繃的肌肉

182　15 交給你的幫手

188　自我體驗 C 與 D 單元

213 第四部：空間與方向

214　16 文字愈少，空間愈大

230　17 感覺的問題何其多

239　18 人體第七感──負責平衡與協調的前庭系統

252　19 煥然一新的身體動態

260　自我體驗 E 與 F 單元

278 | **第五部：觸感**

279 | 20 觸碰心靈

289 | 21 教師的雙手

300 | **第六部：意識**

301 | 22 揮別疼痛，迎向動感

309 | 23 生命中不可思議之輕

318 | 24 讓自我發聲

327 | 25 人體第八感：自我掌控——心與身的連結

331 | 自我體驗 G 與 H 單元

導讀 解讀身體密碼，開啟自癒力

彭建翔（專業職能治療師、亞歷山大技巧教師）、
黃詩雲（亞歷山大技巧教師）

站坐、走路等簡單的肢體動作、生活大小事，這些我們習以為常、不經思考即可進行的活動，有什麼好學的？為何能夠寫成一本書？這看似平凡的標題，究竟藏了些什麼秘密？擁有 30 多年教學經驗的亞歷山大技巧教師蜜西‧文妮雅在書中，透過許多實際案例，帶領大家一步步解構這些身心習慣的密碼，也詳盡地描述了該如何由簡而繁的練習，達到身心和諧的狀態。也許在書中，您會發現自己或周遭親友身心慣性的影子，那麼您可以跟著書裡的練習及引導，慢慢地修正這些需要調整的身心習慣，相信您將獲益良多。

什麼是亞歷山大技巧？

亞歷山大技巧是澳洲人斐德烈克‧亞歷山大（Federick Matthias Alexander）於西元 1930 ～ 1955 年間所發展出來的一套方法，一開始是為了解決自身因為長期戲劇演出造成的聲音沙啞問題，後來漸漸形成一套身心整合的系統性教學法，從簡單的站、

坐、臥、說話等日常活動，開始觀察和修正我們從來沒有靜下心來檢視過的習慣。學習過此技巧的人都對於能夠找回輕鬆自在的身心協調狀態感到訝異和感動，於是在口耳相傳之下，亞歷山大技巧在全球傳播開來。

　　我們也是相當慶幸能夠認識及學習亞歷山大技巧，因為它不僅讓我們懂得如何放鬆、如何輕鬆地工作、育兒及吹奏樂器，更重要的是對於自我情緒的覺察及掌握。

　　以前總是這裡痠、那兒痛的，常常覺得渾身不對勁、頭腦昏沈，現在工作當下懂得用適當的力氣做事，不要過度緊張和用力，工作完畢就要充分放鬆。從緊張焦慮的職場習慣當中走出來之後，雖然生活依舊忙碌，但是已經不再天天痠痛，也不再覺得生活是辛苦和充滿抱怨。

　　生兒育女後，決定不假手他人，自己陪伴他們成長，也讓我們能隨時觀察孩子成長過程中的身心使用的變化。但新手爸媽突然發現帶小孩竟然這麼累人！在體力上需要一直調整，不但必須隨時放鬆肌肉，還需要釋放緊繃的精神、保持適度的警覺程度，不能太放鬆也不能太緊張，才能照顧好孩子又不致讓自己累垮。

　　對於情緒的掌控則是另一項挑戰和功課。每當被孩子弄得沒耐性、情緒快爆發，會先感覺到全身緊繃，於是，很自然地先讓自己的身體放鬆，竟神奇地感覺到情緒也因此平靜了一些，能夠比較理智地與孩子溝通。

透過自己的經驗，我們相信如何在工作和生活中，覺察及維持適當的身心狀態，將是每位現代人都需要的能力。

所有人皆可由本書獲益、產生共鳴

這本書涵蓋了亞歷山大技巧的實踐方法，且敘述得十分詳盡，主要是以個案的方式引申出各項亞歷山大技巧的原則及練習方法，所以讀者可以很容易地在書中發現與自身相似的經驗，更能產生共鳴及學習動力。此外，作者也依據練習目標，將步驟一步一步地寫下來，讓讀者們能夠有所依循，在生活中自我練習，無論是否實際上過亞歷山大技巧課程，都能從這些練習當中有所領悟。我認為即使已經是老師的我，也從中吸收了許多作者的教學經驗，獲益甚多。此外，本書不僅介紹了亞歷山大技巧中基礎控制、抑制、意向引導等核心原則，也引用許多相關的醫學及科學專業知識，對這些原則的科學實證部分加以解釋，讓我們更能理解其理論背景。

從 2006 年由墨爾本亞歷山大技巧學校畢業，回台推廣及教導亞歷山大技巧至今已 10 年，這段時間，身心相關的技巧愈來愈多元及普及。亞歷山大技巧其實有著相當完整的理論基礎，不但有諾貝爾醫學獎得主的推薦，近年來也有愈來愈多相關的研究發表在國際的醫學期刊中。雖然關於此技巧的中文書籍不多，但相信在康健出版社的推廣下，能愈來愈被人們所知悉，讓更多的讀者受益於這

項技巧。

本書練習架構

　　在此為各位讀者整理一下本書在練習部分的架構，讓大家能更快、更容易了解練習的內容和目的。

放下與歸零：半仰臥放鬆法

　　這本書是由最簡單、最容易進行的「半仰臥放鬆法」開始，輕鬆地仰躺在具有支撐力的平面上，頭下墊著適當高度的書本，雙腿屈膝或置於椅子上，全身掃描，從頭到腳，從軀幹到四肢，一個部分一個部分慢慢地放鬆。這個方式可慢慢釋放我們過度緊繃的身心張力，使交感神經不致過度興奮，讓副交感神經發揮作用，與靜坐類似能使身心達到歸零的狀態，但比靜坐更容易掌握到其中的訣竅。在我們的教學經驗中也發現半仰臥放鬆法的練習及調整，對於自律神經失調的學員有顯著的改善。

抑制身、心的非必要動作及反應：無念與無為

　　經過前面的放鬆練習後，在覺察身體的緊張或心理上的焦慮都

會變得比較容易,所以作者加入澄清心理狀態(抑制內心對話)和去除肌肉緊張的練習。就像靜坐和內觀當中的「無念」及「無為」,亞歷山大技巧中稱為 non-doing,覺察這些心中無意義的雜念和多餘的身體動作並抑制它們,持續練習,假以時日對我們的神經系統將產生極大的正面影響。

意向引導及啟動立體感

最後是練習亞歷山大技巧中非常重要的意向引導原則。延伸脊椎、讓身體不同的部位往各個方向放鬆及延展,可讓人更警覺、腦筋清楚。同時,能注意到更多其他環節卻不帶緊張,也就是同時注意「上下、左右、前後」等延伸方向,不是只專注在身體的某個點或線,而是立體、整體的,借此達到平衡及調節交感和副交感神經的作用。這項練習對於需要下重要決策、面對許多緊急狀況的企業主管及專業工作者來說,不但能夠幫助增強專注力、保持頭腦冷靜,讓我們能面面俱到卻不會慌亂。這部分執行起來較困難,建議讀者先熟練前面的練習再進行這部分,以免產生挫折而失去練習的耐性。

覺知自己，讓人生更美好

　　生活中總是有苦有樂的，面對歡喜的事，我們敞開心來盡情享受；遇到困難挫折，我們冷靜勇於面對、解決問題。時時刻刻活在當下，不需要向外四處尋找答案，開始從自己身上尋找。請不要對成果過分期待與急切，鼓勵大家一起跟著本書內容一步步耐心練習，若遇到疑問及困難，可以尋求合格的亞歷山大技巧老師協助，相信您也能逐步解讀您的身心密碼，發現這份人生奧秘。

導讀作者簡介

彭建翔
澳洲 School for F.M. Alexander Studies 亞歷山大技巧教師資格
澳洲國立墨爾本大學維多利亞藝術學院 演奏碩士（Victorian College of the Arts – University of Melbourne）
國立台灣大學職能治療學系畢業，國家考試合格職能治療師，目前服務於新店同仁醫院復健科及新竹市教育局特教專業服務團隊、任教於國立台灣藝術大學及實踐大學音樂系，為少數同時具有醫療與音樂跨專業背景的亞歷山大技巧教師。

黃詩雲
澳洲 School for F.M. Alexander Studies 亞歷山大技巧教師資格
台大商學研究所畢業
因緣際會認識亞歷山大技巧，深感此技巧不但能增進音樂演奏能力，更能幫助現代人放鬆，在面對壓力時，冷靜地做出重要決策。致力推廣亞歷山大技巧和聲音使用、呼吸、瑜珈等身心課程，期望藉由亞歷山大技巧的傳授，幫助人們能夠透過對身體及情緒的覺察，釋放緊繃的壓力、提升專注力、保持身心最適當的鬆緊度，維持平衡靜定的身心狀態。

共同譯作
《Body Learning 達文西的身體智慧》
《長笛家的肢體開發》

推薦序

覺知，讓我們更輕鬆地使用身體

唐幼馨（台灣瑜伽提斯協會創會會長）

　　亞歷山大技巧，對學習藝術的人應該都不陌生，我第一次接觸也是大學就讀舞蹈系的時候，那是我第一次發現原來從坐姿到站立可以如此輕鬆、拿一隻筆寫字也可以如此不費力，以前常常寫字寫到中指的內側都起繭了，原來是自己不會掌握拿筆的力量。是的，如果我們真的懂得察覺自己的身體與控制自我的身心，就能靈敏地擁有書中所說的第六感——身體感知，那麼我想每個人的身心應該都會輕鬆好幾倍。

　　生活在如此節奏快速又充滿壓力的 21 世紀中，或許我們都處在有知覺或無知覺的緊張之中，就如瑜伽不斷提醒自我「覺察」，不僅僅是覺察體態、肌肉力量、動作呈現，甚至覺察內在心態、感官與靈性。

　　很開心看到《學放鬆，改正錯誤姿勢》一書要上市，身為現代人，這將會是一本重要且可以洗心革面的書籍。我們常常汲汲營營地想把每件事做到最快、最好，但往往忘記，其實可以省去許多徒

勞無功的力量。誠摯地邀請每位讀者真正貫徹、感受這本書的每個技巧，讓您的身心不僅輕鬆又有效率。

推薦序
亞歷山大技巧教我懂得往內觀察自己

陳意涵（演員）

　　上學遇到不懂的，我們會知道要問老師：「這題數學怎麼解？為什麼會月圓？這個英文單字的意思？」但你有沒有想過：「為什麼沒有人教我們怎麼使用我們的身體？」你一定會覺得：「這件事不是出生的時候就知道了嗎？」是的，從出生到幼兒時期，你都使用得不錯，但等到長大卻忘了。這就是為什麼幼童總是可以背很挺直地坐在地板上，但你不行。

　　我們總是花很多時間在學習外在的東西，卻忘了要往內看，忘了自己的身體。一開始接觸亞歷山大技巧時，我常常在晚上練習的時候，被自己的心跳聲吵醒，我才發現，原來他那麼強大，怎麼我這麼多年來一直沒有發現？因為我們從來不想要觀察我們的身體。我們羨慕別人，為什麼他聲音那麼好聽？跑步那麼快？其實也沒有為什麼，就是他很會使用他的身體，而且是用一種對的、有效率的方式。其實你還來得及，就跟我一樣，這是一場漫長的旅程，先打開這本書，給他和自己一個機會。

推薦序
亞歷山大技巧教導我學習不為，減少誤用傷害

蕭兆斐（一般內科醫師）

　　會學習亞歷山大技巧是很特別的因緣，因為本身是學習西方醫學的，講求的是系統的理論與實證，所以即使知道西方醫學對很多身體上的疾病或不適，都沒有很好的對策，但是對於一般另類療法總是尊敬，卻不太感興趣。有天一位朋友說，已經替我付了亞歷山大技巧體驗課程費，要我找時間去上課，所以我就來了。記得第一天擁有台大職能治療背景的彭老師先向我說明一下解剖構造原理等（雖然這些我也都知道，哈！），然後開始上課，中間我感覺身體被調到某處不熟悉、不習慣的位置，但是身體好像變長了、變正了！課程結束後，彭老師請我回家想想要不要上課，我記得回答他說：「不用想了，就繼續上課吧！」

　　亞歷山大技巧幫助我們察覺人的思想與動作是緊密結合的。我們長久以來形成無意識且習慣性的動作，可能造成受傷、損害健康，並限制我們的學習和發展。後來，他研究出如何將思想和動作提升至意識層次，並仔細釐清兩者，以同時強化思考及行動能力，

因此很多人的長期神經纖維痛、頸肩緊張，甚至脊椎骨盆因長期不當施力與緊張所造成的不適感，都可經由學習亞歷山大技巧而得到相當的改善。

我們的身體充滿了時間與記憶的累積所造成的複雜繩索。脊椎不適與從小身體歪一邊寫字、只著力一邊、或負重有關，手肘不適是與電腦操作相連，頸肩痠痛沾黏則與用不良姿勢操作智慧型手機難脫關係。這些複雜的繩索，就如香蕉樹或洋蔥一樣，要將它一層一層的剝開來，需要抑制無意識且習慣性可能造成受傷、損害健康的動作。鬆開的過程絕非容易，有別於靜坐或瑜伽是靠自己操作而鬆開身體，亞歷山大技巧則因為有老師引導，比較像是雙人舞蹈。因為老師在引導你的過程中，他自己必須姿勢正確、鬆開身體，如此才能幫你卸掉外在的堅持，就如好的按摩師在操作中，自己常可以得到很大的放鬆。亞歷山大技巧可以讓本來是功能性的肌肉先鬆弛，訓練脊椎附近的小肌肉，使其變成支持性功能，核心肌群得以成長，讓各肌理恢復原來的功能與位置，才能解開綑綁身體的繩索，恢復舒適。

亞歷山大常常不是教人如何做什麼，而是教人不要做什麼。我們原有的習慣常是造成不良姿勢的最重要原因。亞歷山大教我們身體不要這樣、不要那樣用力，就好像教我們不要執著，回到身體最原始的設定，發揮最好的功能，減少誤用的傷害。如果用一種比較簡單的說法，我們人體是一台電腦，而亞歷山大技巧就是去除 bug

的方法與防毒軟體，它或許無法讓我們的處理器從四核心變成八核心，但是它可以讓我們平順地上網與跑 office 軟體，畢竟大部分的人這樣也就夠用了。讓我們的脊椎平衡發揮功能，就像武俠小說所說的打通任督二脈，雖然不會因此就能飛天遁地，但可以讓七個脈輪平順流通不淤塞，讓人可以每天順利行坐臥睡，這對很多人來說已經是很大的恩典了，不是嗎？

簡介

　　我喜歡給學生看一張教室裡的麥可喬丹海報。他從罰球線起跳，正在飛往籃框的半路上，懸空 4 英呎，即將灌籃。他是我見過最像鳥的人類——一隻長了四肢，正展開奇幻飛行的巨大鵬鳥。那畫面有許多令人震撼的地方：喬丹離地的高度、他已縱身飛越的距離、接著要挑戰的灌籃距離、和他強健挺直的軀幹。最不可思議的是他的表情。他的心思顯然不在自己的身體上，他並未感受腿的動作，也沒注意手的去向，或思考會在何處降落。他全神專注於籃框，身體各部分輕鬆自然地完成目標，流暢協調，隨心所欲。

　　「哇，他怎麼辦到的？」學生訝異發問。接著，略帶自卑地小聲求教，「為什麼我不行？」

　　解惑是我的責任，但我不是籃球教練、健身訓練員、或運動心理師。我的學生也不一定是運動員。他們都是一般人，年齡、背景和職業都不一樣，動機也不盡相同。我教的是亞歷山大技巧——一種探討你**如何**動作的學問。

亞歷山大技巧

亞歷山大技巧教你如何改善從事各項活動時，身體動作的方式，包括站立、坐下、行走、跑步、舉物、演奏樂器、擊球、跳躍，教你減少不必要的緊繃，強化動作的平衡和協調性。更重要的是，當你學會如何善用身體，你也將學會善用心靈。亞歷山大技巧教你進一步認識自我身心。這份更深的自我認知將成為一項工具，使你更深入主導復原傷勢、維護健康、改善姿勢、學習新技能、優雅變老，獲得更深層的幸福感。不分年齡、背景與嗜好，亞歷山大技巧都能讓你理解身心連結，進而控制自我。

舉例來說，你的站姿如何？腳尖朝外還是筆直向前？肩膀向後、向前或聳起？立在脖子上的頭顱，是往後倒或者向前傾？還是歪一邊？你的站姿和好友相同嗎？你是否站得很輕鬆，肌肉幾乎不出力，全身覺得很輕盈？還是站立時，膝蓋鎖死、骨盆前推、脊椎受到擠壓、下顎緊繃？你怎麼學站的？你知道其中的重要性嗎？也許這些問題讓你困惑。你只是站著，不會多想，而且這哪有什麼好說的？事實上，該解釋、該觀察、該學習的非常多。

本書探討你如何站立，並延伸到你的各種動作。換言之，我們**將審視你如何運用心靈和身體**，這兩者又如何互動，構成各種行為。為了探討這個主題，我們將學習亞歷山大（F. M. Alexander）在上世紀初發明的一套方法，也就是今天在全球廣為流傳的「亞歷

山大技巧」。

　　亞歷山大是一名聲帶出了問題的演員。為了找回嗓音，他做了件簡單的事，研究鏡中的自己，結果有了重大發現。他察覺人的思想與動作緊密結合，形成無意識且**習慣性的動作**，可能造成受傷、損害健康、並限制我們的學習和發展。後來，他研究出如何將思想和動作提升至意識層次，並仔細釐清兩者，以同時強化思考及行動能力。

　　在他死後 50 多年的今日，全世界各行各業的人都在學習亞歷山大的自我研究法，以提升自我身體機能。曾學習本技巧的名人包括哲學家約翰杜威、劇作家蕭伯納、作家赫胥黎、演員凱文克萊、威廉赫特、瑪麗史汀柏格、女高音芮妮弗萊明，以及小說家羅伯森戴維斯。許多全球知名表演學校都聘用亞歷山大技巧教師，包含茱莉亞音樂學院、紐約大學、加州大學洛杉磯分校，以及倫敦的皇家戲劇藝術學院。

足以改變你一輩子的技巧

　　僅是閱讀無法讓你親身體驗這套實作方法，因此我想到了替代辦法。我從 30 多年的教學經驗中找出許多真實案例，說明學習過程。你將認識肩膀動彈不得的約翰、長年背痛而無法打網球的愛琳、對舞台焦慮的鋼琴家布魯斯、不明原因手臂疼痛的艾德、無法

單腳平衡的舞者南茜、希望變強的青少年投手納森、因恐懼感而幾近癱瘓的約翰、聲調平板又做作的演員葛萊 *。他們以及更多人的故事告訴我們，學員認識亞歷山大技巧後，獲得的技巧足以改變一輩子的身心行為習慣，自我機能不再受限。

除了真實故事以外，本書也透過我個人對這項技巧的體會，以及近期的神經科學研究，說明亞歷山大發現卻無法充分解釋的真相。本書將深入新領域，探討兩項至關重要卻罕為人知的認知技巧，與亞歷山大技巧息息相關：一為**抑制**（inhibition），這種思維可以預防不必要的緊張感、多餘的情緒反應，以及不良的適應行為；二為**意向**（direction），這種空間思維可以提升動作時的平衡感及協調性。本書討論這些技巧的生理基礎，並說明這些技巧如何改善肢體表現及大腦運作。

本書另含一系列自我體驗，讓你探索個人的身心連結，釐清你的心靈和身體如何連結與互動，並教導自我控制所需的技巧。你將學會放鬆背部、並強化背部肌肉，觀察自身動作習慣，抑制與意向，並將新學會的認知技巧應用在簡單日常活動中。

你是否注意到，儘管活著的每一天，不停做出各項決策使身體移動，你其實不清楚當中的決策過程？一個單純的想法，如何觸發神經送出電化學訊號，讓簡單決策（我想站起來）轉換成肢體動作（我站著）？

這問題雖然可以透過神經機能及肌肉構造來深入解釋，但我想

提出一個簡單譬喻：你如何動作——你做每件事的方法——是鎖在
一個體內黑盒子裡的資訊，潛藏在意識之下。埋藏之深，你甚至未
能察覺自己缺少相關資訊，我指的並非科學解釋，而是自我觀察與
自我意識的層次。你也不太可能注意到這個體內的重大謎團，直到
有一天你碰到問題，例如受傷、慢性疼痛、或其他身心限制，使你
再也無法隨心所欲地行動。

我的傷為什麼好不了？

也許有天你彎腰撿一隻襪子，突然感到下背部一陣刺痛，頹然
跌坐。怎麼會這樣？也許年輕時整晚坐在桌前苦讀也不以為意，但
數十年過去，現在的你卻一坐就容易腰痠背痛。為什麼現在變這
樣？也許你在學某種樂器，老師解釋你的手指和手臂該怎麼動，它
們卻不聽指揮。你再怎麼認真練習，似乎都不可能完成老師交代的
任務。你怎麼會學不起來呢？也許你有天在冰上滑了一跤，摔斷腿
骨。幾個月後腿傷康復，但只要稍稍走遠就覺得疼。傷怎麼好不
了？

也許你發生了千百種肌肉骨骼傷痛的一種：肌腱炎、關節炎、
腕隧道症候群、網球肘、椎間盤突出，或重複性勞損，不論止痛
藥、復健運動或甚至手術，都無法具體改善。還有其他治療方式
嗎？也許你是樂手、舞者、演員或運動員，知道自己一直用一種低

效率、甚至有害的方式運用身體，但卻改不了習慣性動作。改變怎麼這麼難？

　　一旦肢體受傷，或碰到學習障礙，或沮喪發現無法隨心所欲地行動，我們才會開始追根究柢。但找到答案並不容易。我們也許一開始求助於醫師、心理師、或其他醫療專業人員，但常常只是治療症狀，而非找出病根，或僅止於分析行為，而非學習如何改變。我們可能透過運動強化某些肌肉，但無法從中學習如何在動作時協調全身。我們可能投入更多心血和時間，但卻無法幫自己認清無意識且有害的緊繃習慣，或如何改正扭曲的自我認知。

　　更糟的是，當所有努力都失敗，我們深信已別無他法，於是告訴自己這一切都來自命運或基因，向問題舉手投降。或者我們假設，這些片面的自我認知和有限的自我意識，已經到達極限了，不可能再更深入搜尋自我，找出病灶。或者我們不敢挖得太深，擔心會找到什麼。

　　然而，除了交給上天、被動接受、或害怕退縮，我們還有別的選擇。我們有可能找到潛藏的黑盒子，學習開鎖方式，並一窺其中的祕密。我們在此踏入一塊思想、感受、行為和觀念互相混合的領域，是自體各種面向互動和連結的地方。而這也是連結錯誤的地方，心靈錯誤解讀身體的感受，身體無法有效回應心靈的指揮，錯誤認知讓我們走上歧途，幻想中的恐懼讓我們裹足不前。

　　不過，如果我們能看清這些錯誤連結，就會發現我們一直在無

意間製造或加深自身的問題。接著，我們才能開始學習復原和重新連結的技巧。有了意識，心靈就能成為帶來改變的工具。我們可以有意識地學習改變觀點，更了解自身的感受；學習如何更準確客觀地認識身體；學習更有效、更平衡、更協調地站立和行走。我們的身體可以更隨心所欲。

　　亞歷山大技巧並非只專注於自身，而是自我理解；並非治療或運動，而是有技巧、有效率地控制身體；是一種體驗式學習，教導我們如何認清並消除自身對疼痛、恐懼和焦慮的有害反應。亞歷山大技巧教我們如何更深入觀察自己，以及如何更有效地透過內心運作自身。

亞歷山大簡介

　　亞歷山大（Federick Matthias Alexander）1869 年生於澳洲東南沿岸的塔斯馬尼亞島。嬰兒時期體弱多病，但逐漸長成一名聰明早熟的小伙子，在學校總是問太多問題。同學們不堪其擾，校長乾脆當起他的私人家教，緊密的師生關係，讓這位熱愛戲劇的老師，深深影響了亞歷山大。青少年的他做起了演員夢，但長子身分，卻讓他背負著養家活口的期待。17 歲那年，亞歷山大離家到錫礦公司當記帳員，但沒做幾年，他還是按捺不住對劇場的嚮往，開始報名演講、表演和小提琴課程。他很快地上台演出，廣受好評。然而不久後，他的嗓音突然變得沙啞、古怪，前程就此蒙上陰影。

　　亞歷山大求醫協助，醫師建議在茶裡加蜂蜜飲用，並停止說話數週，讓聲帶休息。遵照指示之後，他的嗓子改善了，但重返舞台後，喉嚨沙啞再度復發。

　　「繼續喝蜂蜜茶，讓聲帶休息。」醫師叮囑。

　　「為什麼？」亞歷山大反問，「我不說話聲音會變好，但一開口就又壞了。不就代表我說話時，有哪裡出了問題，導致我的聲音受損嗎？」

　　醫師同意這套理論合理。

「那我何必繼續聽從你的建議？除非我永不開口，否則讓聲帶休息沒用！」醫師坦承他說的沒錯，但拿不出更好的辦法。

亞歷山大不願放棄他努力爭取的新志業，決定自行解決問題。

觀察自己的動作

他利用兩面鏡子，觀察說話時自己的側面，並有了驚奇的發現。每次一開口說話，他就看到自己的頭後仰向下擠壓頸部，頸子則向前突出，呼吸也變得不順暢（見圖 0-1）。亞歷山大不確定這個怪姿勢是否與聲帶問題有關，但他決定停止這樣做。然而開始嘗試後，他發現自己竟然無法改變，相

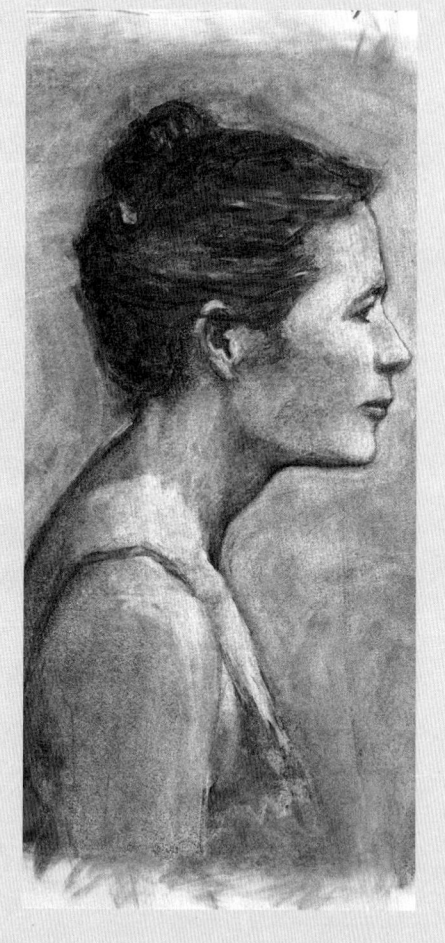

簡介 0-1 ｜ 頭頸協調不良的女性：頸部前伸（頸部過度彎曲），頭部後仰並向下擠壓頸部，肩膀向前內縮。

當震驚。每次開口，這個無意識動作就自動出現。這種無意識使用肌肉的方式，似乎不受他控制。他只能夠有意識地決定是否要說話，但無法阻止自己頸部肌肉繃緊，頭部後仰，邊說邊喘。

亞歷山大進一步觀察，發現這種頭頸動作就像一道通過身體的電流，存在他所有的動作中。他也意識到，以前出現這種緊繃感時，他從未注意過，因為他感覺不到。他的結論是這種動作會傷害發聲機制，他必須想辦法停止。但該怎麼辦？

亞歷山大持續用鏡子觀察自己，發現僅僅是開口說話的念頭閃過，這個一度毫無意識的**錯用**身體行為就會出現。換言之，說話的動作很大一部分取決於說話的念頭，而這也點出另一項錯誤觀念——身與心是分開的。他始終以為生理問題來自身體，心理問題來自心靈。因此，他相信聲音沙啞是生理問題。但這種身心分離論顯然有誤。他在鏡中見證無疑，說話的念頭產生過度緊繃的身體反應。

亞歷山大知道，他被困在某種雞生蛋蛋生雞的弔詭之中。為了避免錯用身體、嗓音，他必須改變自己的全部，身心皆然，無論是他的動作或他的想法。但他該從哪著手呢？

首先，亞歷山大嘗試做出相反的頭頸動作。不讓頸部突出、頭部後仰，而是把頸部後縮、頭部前傾（見圖0-2）。雖然這麼做外觀不同，但他的聲音並未好轉。接著他發現，只要改變頭頸的慣性動作，就覺得不對勁，只有用以前的老方法說話（他現在知道是錯

簡介 0-2｜頭頸協調不良的女性：頸部後縮（頸部彎曲不足），下巴內收，頭部倒向前下方，肩膀向後拉直。

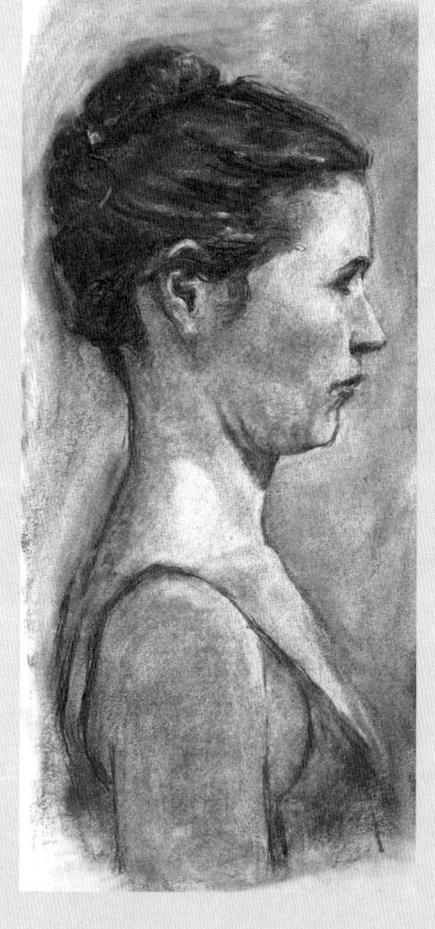

的）才覺得正常。他不只沒意識到緊繃的問題，也沒有準確感受自己的身體動作。因為對生理感受的誤解，影響了他的說話方式，也蒙蔽了他的判斷力。換言之，生理感受是至關重要的橋樑，連接了身體動作與心靈感知。他的自我感知錯誤與身體錯用有密切關聯，使他深陷在「錯用身體，感知與判斷失靈，反覆錯用」的惡性循環當中。

新的思考技巧

　　亞歷山大決定，與其做出相反的頭頸動作，他要嘗試思考相反的想法。既然叫自己說話會產生錯誤動作，那就試試叫自己不要說話。反覆對自己下指示的同時，他從鏡中驚訝

發現，肌肉緊繃感逐漸消失了。他的頸子向上伸直，頭部向脊椎的前上方延伸。脊椎也伸直了，肋骨動作更加自然，有助於呼吸（見圖0-3）。儘管這些改變讓他感覺不對勁，然而他可以從鏡中看到身體顯得更放鬆、更挺拔，頭部也不再後縮向下擠壓頸部。

神經學中的神經興奮（excitation）一詞，意指神經細胞的啟動，可以刺激肌肉收縮。抑制一詞的意義剛好相反，是一種阻止神經細胞啟動的訊號，從而避免肌肉收縮。亞歷山大無意間發現的這種厲害技巧，後來取名為抑制（inhibition）。這個名字很恰當。藉由叫自己不要說話，他學會了阻止這種會引發不必要身體動作的神經活動[*]。

簡介 0-3 ｜ 頭頸有效協調的女性：頸部向上伸直（頸部正常彎曲），頭部自然向前落在頸部上方，下巴輕鬆懸吊，肩膀向兩側打開。

　　成就令人欣慰，但還有另一個問題。他僅僅抑制了想說話時的肌肉緊繃感，卻還是無法開口說話。亞歷山大後來發現，他的首要任務是抑制說話的念頭，因為這樣能恢復比較正常的頭頸動作。接下來的挑戰則是開口說話，但又不能干擾正確的新的身體使用模式。為此，他學會另一種技巧，後來取名為意向。亞歷山大以具體語言敘述正確的新動作，並向自己下指示：他想像讓頸部延伸，讓頭部移動到頸部的前上方，讓軀幹伸直、擴張，以及讓膝蓋向軀幹前方釋放。

　　透過新的思考技巧，亞歷山大發現自己可以避免緊繃的老毛病，同時保持說話時的頭頸協調性。儘管這樣說話感覺怪怪的，但鏡中看到的身影變化，耳中聽到的發音改善，都令他無法否認。

　　當時，亞歷山大完全不懂抑制和意向如何產生如此巨大的改變。多年後，他參考科學家麥格納斯（Rudolf Magnus）的研究成果，形成自己的理論。麥格納斯的研究顯示，脊椎動物有一套反應機制，能按照頭部在頸上的位置變化，以及頭部與重力的相對關係，調整自己的姿勢和動態。以麥格納斯的話來說，脊椎動物是「頭部領導，身體跟隨。」

維持身心協調平衡

　　亞歷山大的自我體驗，示範了這項科學研究的實用面。他對頭

頸的錯用，不只干擾了發聲系統，維持動作協調性的生理機制也受害。換言之，全身機能都受到影響。透過抑制，他停止錯用身體；透過意向，他得以維持說話及其他各種動作時，頭、頸和脊椎之間的平衡。後來，亞歷山大稱之為「**身體基礎控制**（Primary Control）」。過了一陣子，他發現他的自我認知也變了，使用這種新的動作方式變得很自在，老方法則感覺不對勁。不知不覺中，心靈對身體感受的詮釋變得準確多了。

亞歷山大重返舞台，再度博得好評，尤其是他的發聲技巧備受讚揚。接著他發現，不少人也有類似錯用身體的狀況，於是開始與他人分享自身發現。學生們很快反應，各式各樣的症狀都大幅改善了，連他們的醫師都相當訝異。1904 年，亞歷山大帶著幾封對他讚譽有加的澳洲醫師推薦信，前往倫敦。沒過多久，他開始把這套新方法，介紹給倫敦表演藝術界知名人士、倫敦名醫的富裕病患，以及英國上層階級。亞歷山大放下他的演員夢，投身於教導他人的方法，在晚年稱之為「人體反應之研究」。

自我體驗簡介

　　亞歷山大對身心不協調的問題有了深刻體悟：因為心靈錯誤解讀身體的感受，導致心所想的動作即使簡單，身體也經常無法完成。簡言之，我們常常誤判自己，也無法正確控制自己的動作。簡單的動作一再重複，譬如癱坐在椅子上、或寫字時彎腰駝背，我們都覺得很正常，殊不知這些協調不良的簡單動作已造成傷害。再加上改變動作習慣讓人感到不自在，因此不知不覺延續了身心不協調的情形。

　　本書無法替代這種實作學習經驗，但假如亞歷山大能從自我觀察與體驗中獲益良多，你一定也行。為此，本書涵蓋一系列自我體驗，目的是讓你探索你的身心連結現況，並學習這套方法的核心認知技巧：C和D部分教你如何抑制、E和F部分教你如何意向。這是我多年來練習與研究這套技巧後，設計出的程序。儘管亞歷山大提出並解釋了抑制和意向，但探討這兩種關鍵技巧的自我體驗，是我個人的發明。

　　以下是針對整套自我體驗的簡短概論。

開始自我體驗

A 部分教你如何用半仰臥放鬆法（背部貼地，膝蓋彎起）以及俯臥式（面朝下，腿部伸直），有效放鬆背部肌肉。進入 B 部分，你將觀察自身動作，尤其是當你坐下以及從椅子上起身時。你將發現自己使用了哪些肌肉，以及肌肉是否過度緊繃，你也將學會測試自己是否能預防不必要的肌肉緊繃。

你將在 C 部分進入心靈領域，學習亞歷山大技巧的關鍵——有意識的抑制。本節探討我所謂學習抑制的 4 個陷阱：胡思亂想、以感覺替代思考、漫無目的思考、和忘記「不」的意思。本節包含辨別及克服這些陷阱的清楚學習步驟。接下來，你將融合各項技巧來練習有意識的抑制。到了 D 部分，你將在進行一個簡單動作的同時，進行抑制，親身體驗這項技巧如何幫你消除無意識過度緊繃的慣性動作。

亞歷山大的第二個技巧是意向。E 部分一開始的測試，能幫你進行空間思考，並進行特定的空間意向。接著，你將融合這些技巧，按亞歷山大的教法來練習意向。你將在 F 部分做更複雜的動作，同時進行抑制與意向，例如在椅子上前後移動，隨後站立及坐下。你將親身體驗到，抑制能避免人體運動系統的完整機能，受到無意識習慣的干擾，而意向能幫你改善動作的平衡及協調性。

G 部分則是練習 2 種簡單動作，目的是強化頸部和背部的深層

肌肉，它們與保持正確姿勢意向息息相關。最後在 H 部分，你會
學到如何利用抑制和意向，幫自己改善運動表現、克服表演焦慮、
控制慢性疼痛、及增進許多日常活動的運作。

　　研究練習這些自我體驗的同時，別忘記你的目的不是達到完
美，而是享受自我探索與發現的過程。我替這些「體驗」都取了名
字，希望你在學習中帶著好奇心，對新體驗保持開放態度，不要害
怕失敗。另外，耐心和反覆練習也都是成功關鍵。學習新技能和認
識自我，終將為你帶來滿足與自信。

學放鬆，改正錯誤姿勢
How You Stand, How You Move, How You Live

01
第一部
動作怎麼來的？
從頭說起

01 你的動作方式和你想的完全不同

右肩僵硬的約翰（一）

　　門鈴響起。我拉開厚重的前門，每次見新學生總是有些焦躁。今天，來的是一位叫約翰的中年男性。他微笑問候，我邊將他迎進屋內，邊展開一連串觀察。我注意他的舉止動作，看著他臉上的表情、眼裡的情緒、說話的音調。見面的這一刻，我就像淘金客般，追逐各種寶貴的細節。我想多了解他的感受，以及他解讀周遭世界的方式。

　　隨著約翰在我前面走進教室，我注意到一種沈重感。即使他的體型纖細，但他就像背著一個看不見的包袱般，裡頭裝滿了東西，重重壓在他的身上。之前他在電話上跟我說過，希望亞歷山大技巧能幫他解決右肩僵硬，日夜疼痛不止的問題。知道了這個狀況，約翰的走路方式也就不足為奇。他的雙手緊貼身體兩側，像個做錯事的小孩子。肩膀一高一低。腿幾乎完全伸直。他走路時身體左搖右擺，輪流把雙腿拔起向前拖行。

　　我請約翰坐下。他走到椅邊，轉身面向我，像隻木虱般蜷起身子，頭向後一縮，重重坐下。那瞬間椅子「嘎」了一聲。最後，他

把身體重重靠上椅背，左手抓著右肘，大聲嘆氣，完成坐下的動作（見圖 1-1）。接著他空洞地望向我後方說：「嗯，我還真不知道你能幫我什麼忙。」

「告訴我你的肩膀做過哪些治療，約翰。」

「醫生叫我看物理治療師。她教我一些運動和伸展方式。我做了一陣子，可是沒用。」

「還有嗎？」

「我請人按摩過，感覺很舒服，可是沒有療效。我肩膀還是會痛。我的手肘只能舉幾吋而已。」他把左手放上右肩壓著，緩緩轉了轉右手臂，顯然可動範圍有限。做的時候，臉上表情也因不舒服而緊繃。

「首先，我要請你站在椅子前面。」

看著約翰起立的動作，我發現累積數十年的肌肉緊繃感。他的上背部駝背得很厲害。由於他的頸子也往前伸，頭部只好抬高後仰，才能看到前方。他的膝蓋僵硬鎖死。骨盆向前突出。

圖 1-1 ｜ 約翰癱坐在椅子上，頸部向前突出，頭部後仰向下擠壓頸部，肩膀向前內縮。

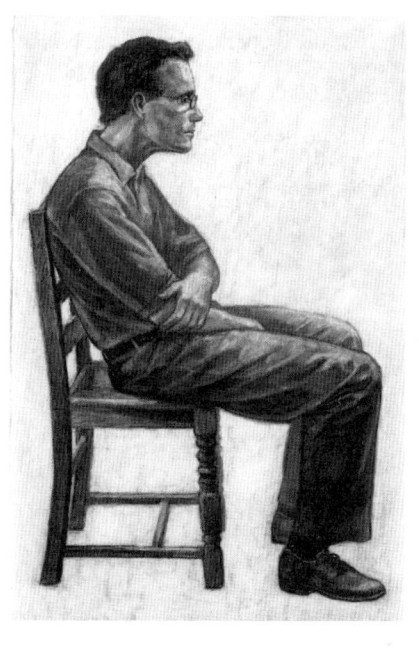

「你可以先坐下然後再站起來嗎？我想看你的動作。」

隨著約翰坐下，他的脊椎下彎，彷彿必須重重下壓，雙腿才會彎曲。坐到椅子的同時，上半身也同樣是蜷曲的。坐下後，他的軀幹依然微微蜷曲，並未完全伸直，頭往後傾斜。約翰的雙手仍然向內壓著肋骨。

「約翰，我問你一個問題。你知道你在做這些動作時，上背部、頭部和頸部在做什麼嗎？」

約翰一臉茫然。「我不知道，」他回答。

「我們做個體驗看看。你再起立坐下一遍，可是這回請你同時注意，頭部和頸部的動作如何。」

約翰點頭，然後再次起立坐下。結束後他轉過頭看著我，但沒開口。

「你注意到什麼？有什麼特別的地方嗎？」

「沒什麼。」

「你的頭和頸子完全沒動？」

「沒有。我覺得沒有。」

「我們做個有點不同的體驗。這次我要請你把手放在頭頸的後面，不要用力，只是要感受做動作的時候，身體有什麼反應。」

約翰看著地面，按指示完成動作。結束後，他沒有說話。

「注意到什麼嗎？」我問。「別擔心，這不是考試。沒有算分。告訴我你注意到什麼。」

「嗯，我覺得頸部肌肉在運動。我想，在繃緊吧。」他頓了一下。「我之前都不知道肌肉在繃緊。」

「對，沒錯。用手感覺到的，是吧？那頭部呢？你能感受頭部做了什麼嗎？」

還沒開口，約翰再度起立坐下，並且用手感覺，更投入自我觀察的過程中。「嗯，好像有移動。」

「怎麼動？」

「有點往後，朝頸子後面。我想我的頸部肌肉緊繃，把頭往後拉了。」

「沒錯。那你能感覺到這對頸部產生什麼影響嗎？」約翰坐下又起立，但保持沉默，思考著如何回答。

「我猜我的頸部肌肉在收縮，把頭往後拉，結果我的頸子就往前突出。這樣我的後腦杓比較靠近肩膀。」

「很好。你形容得很棒。把手放在身上感受，會讓你獲得更多身體的訊息。第一次試的時候，你說都沒有動，記得嗎？現在你的想法變了。這樣講還算客觀吧？」

約翰笑了笑說，「對，我之前都不知道我會這樣。」

「不只是你。亞歷山大也發現他會這樣。大部分人都會，只是程度不同罷了。而且就像亞歷山大一樣，大部分人也不知道自己會這樣。想起來確實有點驚人。身體是我們的，按照我們的意思在動，但我們怎麼使用它，自己卻不太清楚。準備好做下個體驗了

嗎？」

「這次繼續把手放在頸子上感受動作，但試試看坐下起立的時候，能不能不要繃緊頸部肌肉，以避免造成頭部向後的動作。目前我們還不知道有沒有必要這樣，只知道你會這麼做。請試試看能不能阻止它。」

約翰再度把手放上頸子，開始坐下，為了阻止頭頸亂動，這回他動得更慢，身體顯得相當僵硬。好不容易他坐了下來，但他的頭頸動作依然沒變。「你注意到什麼？」我問。

「我想我全身都很僵硬，而我的頸子還是很緊繃。」

「沒錯。你用了常見策略。我們會以為把其他肌肉都繃緊，就能讓某一條肌肉放鬆。這個方法不太好，讓動作變得非常困難，就像把腳踝綁在一起，然後上場賽跑。有其他辦法嗎？」

約翰再度把手放上頸部，開始起立，以臀部為支點，身體緩緩向前。這回他的頸部延展開來，頭沒有後仰。然後他停住。正當他增強腿部肌肉收縮時，頸部肌肉又繃緊了。約翰也注意到了，默默坐回去。他再度將身體緩緩向前，停住，開始站起，但一用到腿部力量，頸部又繃緊了。他默默地再試一遍，又觸發相同的反應。約翰坐回椅子上看著我。「不可能，」他搖搖頭說，「我一坐下或起立就會頸子緊繃，頭部後仰！也許非這樣不可？」

「很好，約翰。你有了重大發現。你發覺自己用某種特定方式使用身體。之前你完全沒有意識到。提高自我意識是第一步，但還

不足以形成改變。我的課就是教你如何改變。」

「也許沒辦法。」約翰低聲說。

「好，懷疑是合理的。不如你看我起立坐下，然後告訴我你看到什麼。」我做完之後轉向他，「如何？」

「你完全沒有繃緊頸子或把頭往後扯！」

「對。所以你的問題有解了。那是多餘的動作，只是你的慣性而已，是你使用身體的特定方式。大部分人的動作都會製造不必要的緊繃，但自己沒感覺，所以沒有意識到問題。你覺得這些發現對理解你的右肩問題有什麼啟發？」

「喔，這個呀，」約翰很快放心發言，「我知道我怎麼了。我知道我都會把肩膀抬到耳朵附近，結果加重傷勢。」

「真的？」

「是的，我知道這是造成肩痛的一大原因。」

因為有多年教學經驗，我目前佔了點優勢。我知道約翰的右肩是怎麼回事，但與其直接告訴他，我想給他一個機會自己發現問題。

「約翰，我們換個動作。向右轉，面對牆上的大鏡子。看一下你兩邊的肩膀。一樣高嗎？」

「沒有，」約翰皺起眉頭，有些遲疑。「我的右肩比左肩低一點。」從約翰的語氣中，我聽出他不敢相信眼前的景象。

「是的。之前你的訊息來源是用手感受身體動作，現在你是靠

照鏡子來觀察。我們再做個體驗。把雙手舉起來，假裝你在書桌前提筆寫字。」約翰很快做出書寫的模樣。

「現在看看鏡子。你的右肩怎麼了？」

「好像又往下壓了。比之前還要低。」

「對。現在看著鏡子，我們再做個體驗。將左手高舉過頭，到不會吃力的程度就好，然後慢慢放下。看看你怎麼做的。然後，用右手做同樣的動作。在能力範圍內舉高──不要硬撐──觀察自己怎麼舉手的，尤其是肩膀的動作。」

約翰輕鬆舉起左手又放下。接著他緩慢而小心地舉起右手，手肘保持彎曲（見圖 1-2），然後放下。

「你注意到什麼？有不同嗎？」

「嗯，我的右手舉不太起來。我知道會這樣。但看看我的右肩！」

「怎麼了？」

「我的右肩很用力往下壓。我看一看，發現我整個人歪歪的。我身體的右邊有點被壓縮，看起來整個往右邊傾斜！」

「觀察自己做這些動作之後，你覺得自己習慣抬高右肩嗎？」

「不，」他的語氣更吃驚了，「我完全沒抬高右肩。我都往下壓！」

圖 1-2│ 約翰站著舉起右手，右肘彎曲，右肩低於左肩，左手僵硬後伸。

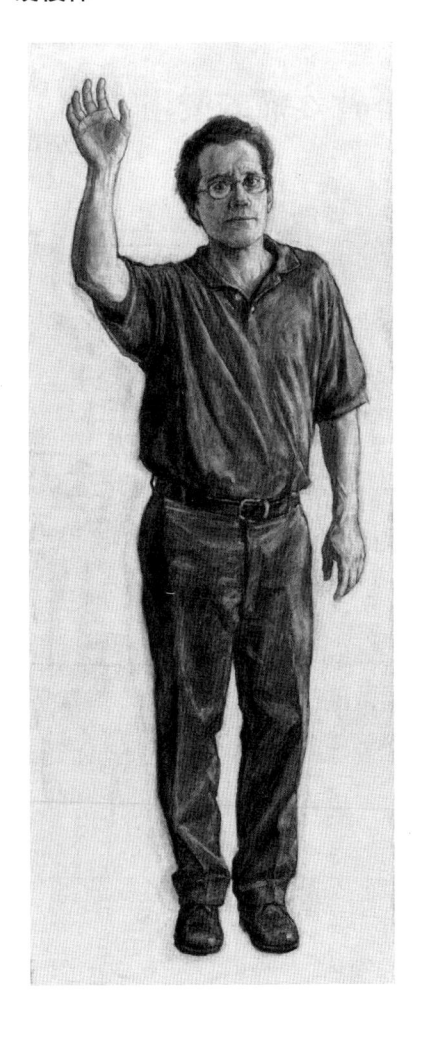

02 故障的驅動系統

下背疼痛的愛琳（一）

愛琳是 40 出頭的小學老師，身材嬌小纖瘦。因為下背部疼痛，左腿偶爾失去感覺，左腳不時發麻，向我求助。醫師診斷她是脊椎狹窄症，由於鈣沉澱物壓迫脊髓，造成下脊椎椎管縮小。

愛琳坐在我教室的椅子上，描述這個問題如何限制她的活動，尤其是打網球。她有點激動地說，這是她人生的重心。當她提到在醫師建議下，非常痛苦地放棄網球時，她看起來相當沮喪。醫師說只能靠手術治療，但除非症狀更加惡化，他不建議動手術。

首先我向愛琳解釋，由於亞歷山大技巧是一種知識教育，不是療程，我無法替她做診斷，建議任何療法，或承諾一定會治癒。我能做的，是教她如何改善做各種動作時，使用身體的方式。過程中，她將學會如何減少動作時的肌肉緊繃，降低對脊椎的壓迫。因此，也許能逐漸減緩她的症狀。

善用驅動系統，才能有效運動

「亞歷山大教師某種程度上是觀察肢體運動的專家，」我盡量簡單解釋。「我們教你了解身體本來的動作方式，你如何錯用身體，還有你如何有意識地學習恢復和改善身體機能。你的身體由許多不同系統組成：呼吸、消化、生殖系統等，其中包括一般所謂的肌肉骨骼系統，但我喜歡叫它驅動系統。這個詞比較好，因為包含了它的功用在內。這套系統讓你有能力活動、做事、移動。我們都學會了如何運用這套系統，但幾乎不知道自己是怎麼使用它的。」

「如果運動時過度肌肉緊繃，壓迫脊椎、關節，造成身體失去平衡，這套系統就會錯亂，就好像拉著手煞車開車一樣。過度緊繃和不平衡會造成肌肉、關節、骨骼和神經的壓力，還會限制呼吸，干擾血液循環，造成其他症狀。長期下來，就會導致各式各樣的問題。」

「透過亞歷山大技巧，你會學到如何更有效、更有技巧地使用驅動系統。過程中，很多人發現許許多多的症狀都改善了，包括和你類似的狀況。」

「那運動呢？」愛琳問。

運動特定肌肉 害處可能大於好處

「光運動不能讓你改變使用身體的方式。既然驅動是無意識進行，運動只會深化你原本的習慣。再加上，強化特定肌肉的運動，可能害處大於好處。由於很多問題來自過度緊繃，強化肌肉力量的運動可能會讓問題惡化。我們需要的，常常是少用一點肌肉，而非更多。另外，只運動幾個特定肌肉，跟學會在從事各種活動時有效平衡全身不一樣，例如走路、爬樓梯、梳頭髮、開車或割草的時候。」

愛琳坐在我面前。我在交談中認真觀察了她，她看起來不太舒服。呼吸時肋骨幾乎沒有動作；大腿緊靠，腳跟離地；肩膀駝著；手指僵硬彎折，古怪地靠在大腿上。她是肌肉緊繃的寫照（見圖2-1）。

「好，一開始，愛琳，請你從椅子上起立再坐下，好嗎？讓我看一下你的動作。」

愛琳開始站起，我剛注意到的緊繃感更明顯了。她的膝蓋更加內縮，手指緊握。她將骨盆往前傾，下背部內凹得更厲害了。她的頸子拉直，下顎緊繃。隨著雙腿逐漸打直，她的背部肌肉同時緊繃，壓迫脊椎。她站立時明顯不舒服（見圖2-2）。

接著愛琳開始坐下。首先，她將骨盆前傾，使全身往前，重心轉移到前腳掌；接著她的腿部更加緊繃，以避免跌倒。但她所繃緊

圖 2-1 │ 愛琳的坐姿，頸部僵硬
拉直，下顎內縮，肩膀收攏聳
起，骨盆向前傾，下背部內凹，
膝蓋互相擠壓。

圖 2-2 │ 愛琳起立瞬間，骨盆前
傾，臀部前方肌肉過度緊繃，背
部肌肉繃緊，將胸腔向後拉扯，
造成脊椎上半部不必要的拉伸。
膝蓋互相擠壓，兩手手肘彎曲，
手指緊握。

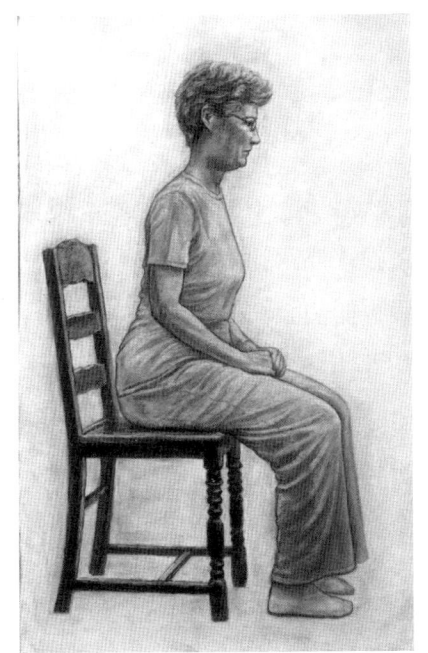

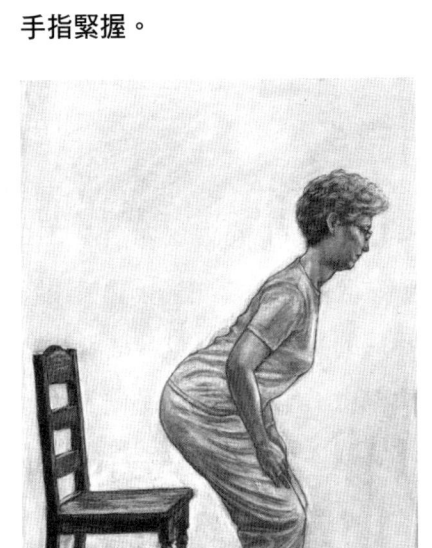

的肌肉，卻必須要鬆弛才能讓關節彎曲。所以，事實上愛琳正以繃緊肌肉來阻止自己坐下，然後又更加繃緊肌肉，以克服自己設下的阻力。接著她突然完全放鬆，跌入座位。她恢復之前的坐姿，抬頭聳了聳肩，彷彿在說，「我盡力了。還能怎麼辦？」

~~~~~~~~~~~

乍看之下，約翰與愛琳主訴的症狀似乎並不相關。他們也不意外地獲得不同的診斷與治療。肩膀僵硬疼痛跟腿部發麻以及背痛，哪有共通點呢？如果我們只注意症狀，並假設他們的問題完全來自疼痛的身體部位，就無法看出他們其實非常相似。愛琳和約翰都嚴重錯用了他們的驅動系統。唯一能消除症狀的方法，就是恢復這套系統的正常功能，也就是愛琳和約翰必須學會避開不良慣性動作，以免身體嚴重失衡，並學會更有意識、更有效、更有技巧地使用身體。

03 人是怎麼站的？

讓我們探討，人是怎麼站的。

當你的軀幹直立，位置最靠近脊椎、也最深層的背部肌肉——初階驅動系統的肌肉——能輕鬆支撐你的頭和脊椎。這些深層肌肉屬於非隨意肌。你無法刻意收縮這些肌肉，或感受到它們的動態，但 6 個月大的寶寶，就足以協調他們的動作，維持軀幹直立，同時支撐沈重的腦袋瓜。（這個階段的寶寶很容易跌倒，因為一旦頭部離承重的軸心太遠，較淺層的軀幹大肌肉就沒有足夠力氣去平衡頭

圖 3-1 ｜ 人類幼兒驅動系統發展：肚子貼地，撐起上半身和頭部；坐下時軀幹平衡直立，脊椎撐起頭部；爬行；站立；行走。

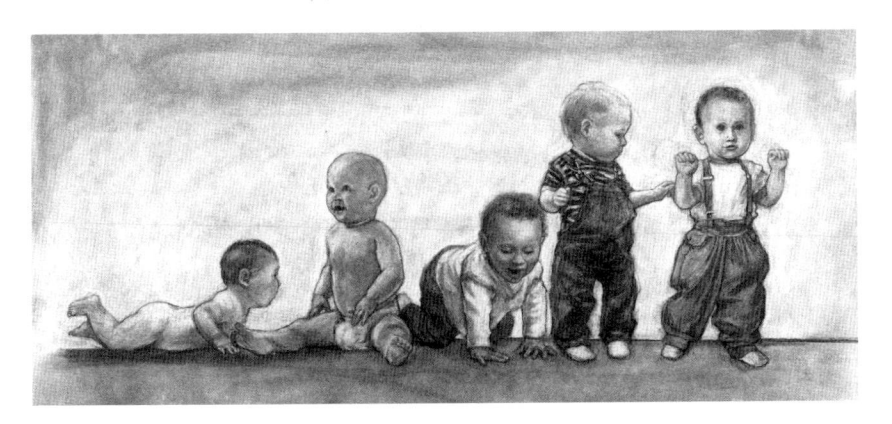

部重量。）

　　你的頭穩穩落在脊椎上，但重要的是，它的重心稍稍落在脊椎前方，而非正上方。除此之外，頭的重心也在軀幹的重心之前。這個狀況使頸部和脊椎肌肉微微拉緊，增加肌肉張力（正常肌肉部分收縮的狀態）以支撐頭部重量。另外，背部肌肉也天生比身體正面的肌肉要強壯一些。（出生不久的寶寶就能在趴著的時候，靠頭頸後方肌肉撐起頭部，但要等到快 5 歲，才能在仰躺時靠頸部前方肌肉撐起頭部。）這個狀況也代表頭部重量並非完全壓在脊椎上。如此不只能避免椎間盤受到不必要的壓迫，也能預防正常脊椎曲線遭到不當的扭曲。

　　強健柔韌的脊椎並非完全筆直，而是略微彎曲，使其有更大的強度能撐起頭部。12 對肋骨與 12 塊胸椎以關節連接。呼吸動作的協調，靠的是橫膈膜收縮，以及肋骨之間的肋間肌運動，有韻律地拉張和收縮，使肋骨撐開又收攏。肋骨運動的同時，深層背部肌肉則使脊椎依然維持直立平衡。

　　與脊椎深層肌肉通力合作的，是以雙螺旋狀包覆軀幹和四肢的淺層肌肉，這是四足動物的發展，能穩定四肢，使其順利承載重量，以及在行走、跑步、跳躍和攀爬時完美協調。與深層背部肌肉不同的是，這些淺層肌肉屬於隨意肌——它們的動作較易被察覺，也連結到更高的大腦皮質區，使你更能有意識地操控它們。

人體直立，靠的是全身反向拉力的動態制衡

人類的驅動策略，與四足動物、甚至是半臂躍動物之間的關鍵差異，在於頭與脊椎的相對位置。另一個差別則是頭部與軀幹跟地面的相對位置。這些變化需要更多演化適應。儘管我們看似垂直站立——兩腳伸直，撐起直立的脊椎和頭，但我們已在前文看到，頭、軀幹和腿部的重心，並非在同一直線上，而是略有曲折。這造成許多連接部位的相互關係天生不穩：會動的頭，搭在會動並以多重關節連接的脊椎上；能任意移動的軀幹，搭在可彎曲的腿上；腿部重心並沒有在軀幹重心的正下方，而是略略偏向前方。另外，脊椎也不是位在軀幹正中央（我們可能以為腿部與軀幹直立對齊的動物會是如此），而是靠近軀幹背部，在人體中線的後方。

如此一來，你的站姿就不是靠一套靜態對齊的系統達成。你的骨骼並非筆直狀。身體各處的重心，也不像小心堆放的磚塊，一一堆疊整齊，而是頭部重心在脊椎的前上方，軀幹重心是在頭部的後下方；站立時腿部打直沒有彎曲，但重心卻稍稍落在軀幹前方；最後，腳跟在腳踝後方，在腿部的後下方與地面接觸（見圖3-2）。

因為這幾處重心並非連成一直線，維持頭部與軀幹直立的任務，主要由背部深層肌肉進行。至於在站立時維持腿部伸直的輕量工作，則是由髖骨後方、膝蓋前方、腳踝後方以及腳底的肌肉負責。（因此，以二足站立需要用到伸肌而非屈肌。）

圖 3-2 | 人體側面輪廓：此圖顯示頭、軀幹與腿部重心的大約分配位置。

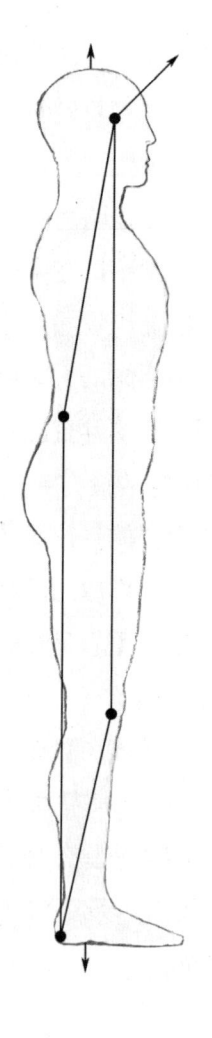

人體系統並非靜態平衡，而是動態制衡。各部位重心略略相反（頭、軀幹、腿和腳跟），形成一種溫和且方向相反的拉力刺激，使肌肉張力略增。換言之，我們身體維持垂直的方式，不是靠緊密的大塊肌肉系統，用力固定各個部位的位置，而是透過一套柔韌拉伸的肌肉系統來維繫直立體態，不僅輕鬆，也能自由動作。人體系統的精巧設計，能讓我們在直立行走時維持平衡，幾乎毫不費力，也不會對關節造成太大負擔。身為二足動物，我們天生就能平衡、協調、輕而易舉地移動。

但如果我們真的很適應垂直站立，為何往往會發疼、失衡、駝背、壓力過大又無法放鬆？為何我們如此過度耗損？

為何這麼多人抱怨移動身體和站立又難、又痛、又累？是什麼造成現代人類的肌肉骨骼症狀氾濫？我們將在下一章看到，二足行走雖然有好處，但也帶來一些獨特的挑戰。

圖 3-3｜ 行走中的骨骼結構，姿勢優良：頸部微彎，向上伸長、頭部架在脊椎前上方、肩胛骨向背部兩側延伸、脊椎微彎、頭與骨盆對齊、身體重量正確分布於雙腳。

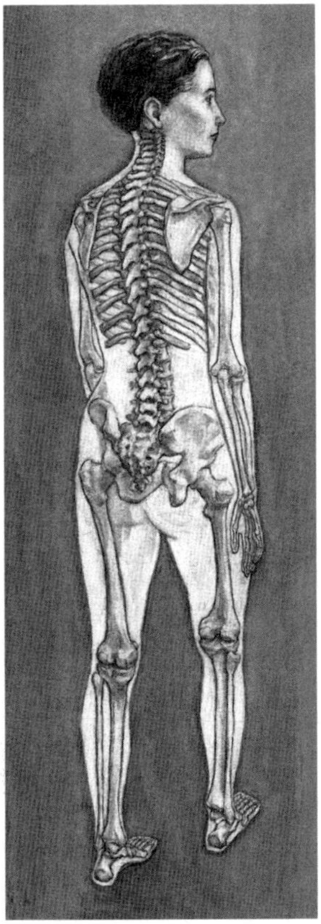

04 二足動物的挑戰

二足行走還需要另一套高度專精的系統：我們的學習能力。學走不只需要更大的腦容量，大腦也必須更有彈性和適應力，能夠接收整合各種感官資訊，並立即進行反覆的細微調整，我們才能在行走時維持直立體態。

儘管我們都是二足動物，實際上每個人卻創造出自己的獨特變體，成就個人專屬的驅動策略。看看街上熙來攘往的人群，他們的走路方式一樣嗎？你可曾發覺，從某種特殊的駝背方式或臀部擺動，你就能認出走在前頭的朋友？再想想每個人的筆跡有多大差異。

連呼吸都會影響直立姿態的平衡

直立不僅是後天習得，還得不斷維持。它不是一個固定的姿勢或動作，只要擺出來別動，就能分心去做其他事。不論四處走動，移動單一身體部位，甚至只是靜靜站好的時候，我們的直立姿態都得不斷重整、復原。這套制衡系統很脆弱，連呼吸引起的肋骨移動都會產生影響。

我們可以合理質疑，誰會把一個重達 4～5 公斤的腦袋，放在一條又長又細的脊椎上，然後用單腳交替支撐這根頭重腳輕的圓柱？踩錯一小步，我們精巧的制衡就會亂了，有可能摔跤受傷，或者被迫瞬間收縮肌肉，以免跌倒。而為了防止跌倒，全身各處肌肉這一繃，是對整體結構的突然施壓，但我們卻幾乎沒有意識到，體內的拉扯張力正隨每次繃緊，年復一年地不斷增加。歷經數十年的收縮和下壓，我們大部分都出現各式各樣的肌肉骨骼不舒服的症狀。然而，我們為避免摔倒，而過度施力造成肌肉緊繃，因此破壞了這套平衡機制（見圖 4-1）。

讓我們以約翰和愛琳的例子，來看實際後果為何。更深

圖 4-1｜ 行走中的骨骼結構，姿勢不正：頸部前突而更加彎曲、頭部後仰向下擠壓脊椎、胸部朝前下方塌陷、肩胛骨朝前方彎駝、骨盆後傾，抵消了腰椎的正常彎曲，全身重量壓在雙腳內側。

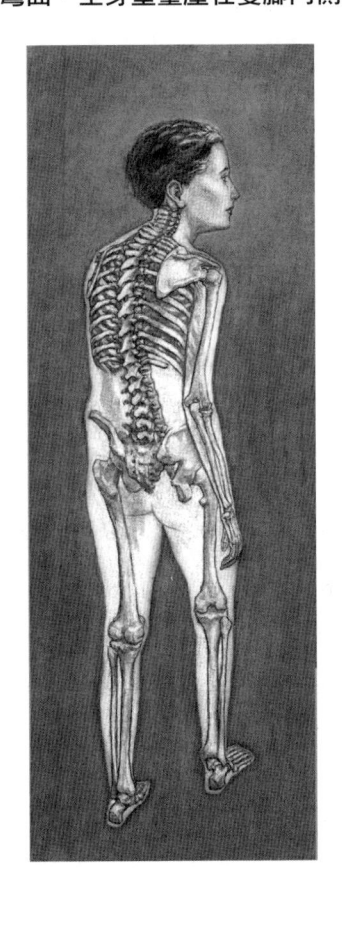

入理解問題之後，我們確實發現令人擔憂的警訊，不只是因為他們敘述的症狀，更因為有確切證據顯示，他們的心理驅動系統機能嚴重低下。約翰走起路來簡直像僵硬的樹枝在搖晃。手臂朝前方內縮，對軀幹形成下壓力；腿部幾乎沒有動作；脊椎嚴重凹折，導致肌肉、椎間盤、關節和神經受到極大壓力，並阻礙了呼吸機能。然而他毫不知情，也不了解他無意識的錯用習慣，正一點一滴地耗損身體。相反地，約翰相信他一切正常——除了擾人的右肩之外（見圖 4-2）。

乍看之下，愛琳的軀幹似乎較為筆直，但深入觀察，我們卻能看出它很僵硬。愛琳的手臂和約翰一樣，會不自然地向身體縮緊，但不同的是，她的手臂也同時後縮，落在身體斜後方。她幾乎沒有呼吸的動作。腿部和腹部肌肉極度緊繃，也因為這樣的拉扯，坐下起立變得非常困難，進而導致脊椎骨、椎間盤和神經受到極大壓力。從僵硬的頸子和手指尖，到一閃而逝的笑容，她全身都充滿難以動彈的緊繃感。愛琳的主訴是希望重返網球場，但她不知道問題正是出在她打網球的方式，讓她不得不跟球拍說再見（見圖4-3）。

直立的最大挑戰

約翰與愛琳並非特例，而是典型。看看你周遭的人們，並聽聽他們的問題：背痛、肩痛、膝蓋痛、腕隧道症候群、網球肘、下顎

圖 4-2｜ 行走中的約翰，頸部前垂，頭部後仰，右肩和右手臂下壓。

圖 4-3｜ 行走中的愛琳，頸部後貼、下顎後縮、頭部向前下方傾斜、肩膀後傾高聳、手肘彎曲、手指緊握、下背部過度內凹、上背部太過平直。

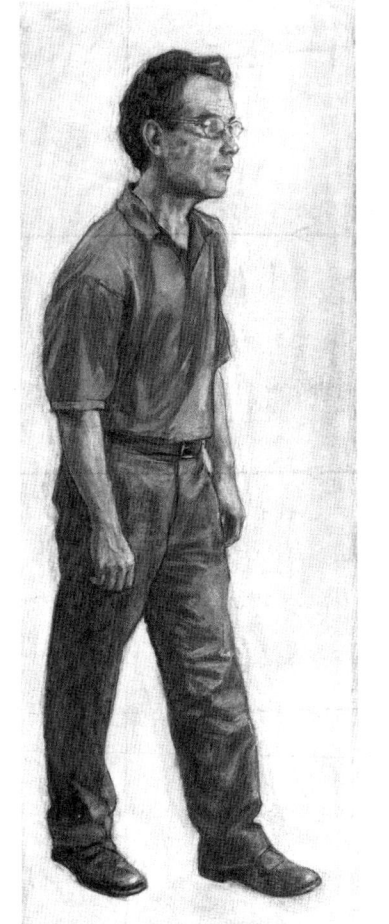

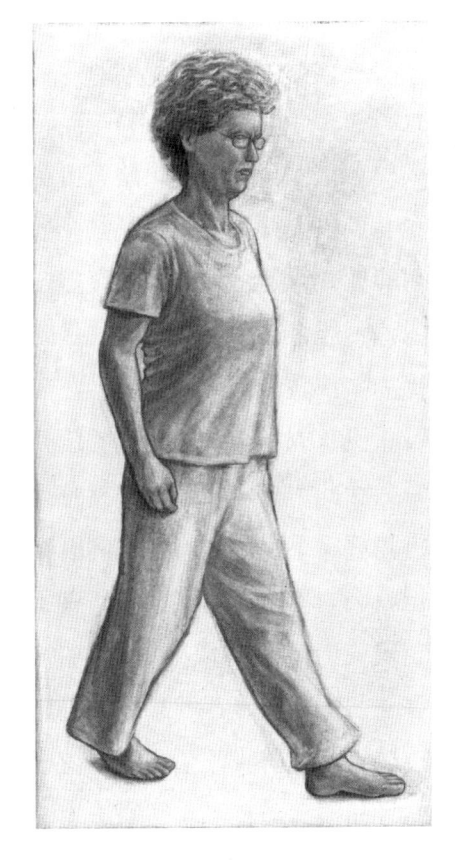

痛、足痛、髖關節痛、肌肉僵硬、肌腱炎、關節炎、椎間盤突出、肌肉收縮導致活動力受限、心不在焉、情緒過度激動，還有難以完成簡單動作，例如彎腰拿起洗衣籃或從沙發起身。類似問題十分氾濫。二足行走雖有優勢，卻也讓我們付出沈重代價。

　　為什麼這麼難？直立的最大挑戰在於，它幾乎完全是一種神經／心理行為，而非簡單的肌肉／生理動作。因此，直立必須透過後天習得，且有技巧地維持——即使在我們專注於其他活動時。每個人學習這個技巧的結果略有優劣，就像有些人鋼琴彈得比別人好，也有某些人比別人更懂驅動系統的技巧。在人生任何階段，我們都可能開始以無意識的肌肉緊繃，嚴重干擾驅動系統的機能。受傷、生病、恐懼感、情緒壓力、長時間重複相同作業，以及文化習俗和壓力，都讓我們學會（多半在無意識間）各種繃緊肌肉的模式，以及干擾直立平衡和妨礙整體協調性的各種動作方式。

　　除此之外，我們體內沒有天生的測量機制，能精準判斷肌肉緊繃和協調不良的程度。我們擾亂自身平衡時，腦中不會浮現警訊。但我們對不平衡的狀態仍略有所感，結果卻用不聰明的方式加以矯正，或治標不治本，或運動加強肌肉力量。但醫藥無法改變我們有害的習慣動作，在健身房舉重無法教我們有技巧地維持直立，跑馬拉松不能預防我們整天癱坐在桌前，藥物無法扭轉累積了數十年的軟骨和關節磨耗，心理療法無法治好焦慮動作和駝背，昂貴的人體工學椅無法教我們如何平衡坐直，在 spa 館裡待一星期，接受按

摩、低脂飲食和私人健身指導，也無法教我們有技巧地使用驅動系統。

進化史上最悲慘的案例？

我們因為大腦意識的無限潛能而自豪，但由於許多習慣是在無意識情況下學得，因此能靠自己意識支配的動作其實比想像中少多了。我們可以決定出門散步，但無法決定避開錯誤的走路方式。我們可以決定運動，但無法發覺運動方式是錯的。

進入第二部分，我們將發現問題來自我所謂的第六感——大腦中用來認知與評估體內狀況的感官系統。但首先，我們要暫停一下，進行自我體驗。首先要學會如何有效放鬆背部肌肉，減輕保持直立的辛苦。接著，你將開始探索自己如何無意識地使用驅動系統，以及你的自我認知方式。

自我體驗 A 與 B

（A）放鬆背部

　　一站一坐之間，你的背部深層小肌肉應能輕鬆保持頭部和軀幹直立。相反的，背部的淺層大肌肉，則是為了幫你完成更大的動作以及更吃力的任務。簡言之，只要有技巧，站立和坐下理應毫不費力。但儘管這些肌肉能輕鬆支撐你的頭部和軀幹，卻不能連續好幾小時撐著不動。你的肌肉會疲勞，此時你會發現坐姿垮了，癱在椅子上，手肘撐在桌邊，或站姿不直，重量向下擠壓骨盆。或者，你也可能無意識地改用背部的淺層大肌肉來維持直立。但這些肌肉本就不是為了維持直立而存在。最終，這種肌肉不平衡成了一種習慣：深層肌肉因為鬆垮或少用而變得無力，淺層肌肉則因常用而變得緊繃。這種不協調的狀態讓你愈來愈不舒服，久坐或久站都變得更加困難。肌肉痠痛和背痛也可能惡化。

　　為了恢復肌肉結構的合理協調性（用對的肌肉做對的事，而非誤用），你首先必須經常而有效地放鬆肌肉。慢性過勞和不平衡不只影響人生，也傷害肌肉結構。不時休息放鬆可以減輕症狀，而最

好的方式就是躺下片刻，讓脊椎獲得充分支撐並回到正確位置。

最符合這些條件的休息姿勢就是半仰臥放鬆法（semisupine，背部平躺膝蓋彎起）以及俯臥式（prone，正面朝下趴著）。這些姿勢也能協助肌肉骨骼傷勢復原，尤其是背部、頸部、肩膀和腿部。它們能解開死硬肌肉，減少關節和椎間盤的壓力，改善循環和呼吸，而且無須施力或繃緊，就能讓脊椎骨恢復正確排列方式。這組姿勢也可能適合睡眠時間（尤其是半仰臥的屈膝仰躺並以枕頭墊在腿下），讓你在一夜好眠間充分休息。

半仰臥放鬆法

1. 臉部朝上，仰躺在堅固、舖有墊子的平面上（見圖 A-1-1）。

躺在地毯或地墊上最適合。床也行，但堅固結實的平面會更好，因為對脊椎的支撐力更強。

2. 用幾本書墊高頭部

書能夠支撐頭部並讓頸部肌肉伸展。如果你躺在地上但頭部沒墊高，你的頸部可能會太過彎曲，導致頭部後仰（見圖 A-1-2），或者，如果你的柔軟度很好，則頸部會太過平直，失去正常曲線（見圖 A-1-3）。不論是哪一種，都會對頸部的脊椎骨和椎間盤造成壓迫。

圖 A-1-1 ｜ 半仰臥放鬆法：仰躺在堅固、有墊子的平面上，手肘彎曲，雙手放在肋骨間，膝蓋彎起，雙腳平貼地面，雙腳間的距離以覺得舒適為準。用幾本書墊高後腦做為支撐，使頸部自然伸展，避免加深或壓扁正常的頸部曲線。

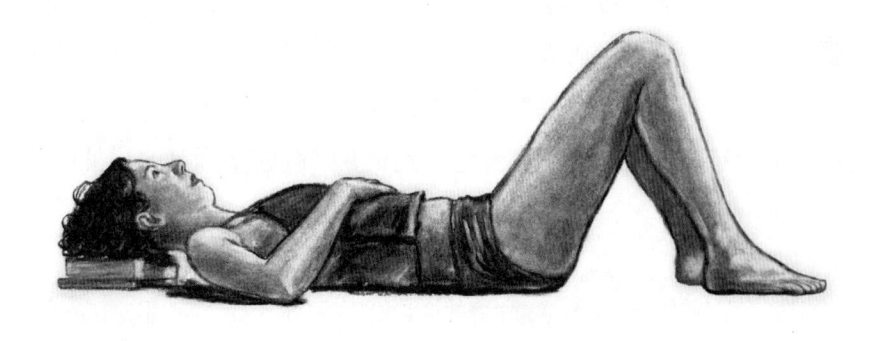

圖 A-1-2 ｜ 半仰臥放鬆法，仰躺卻未使用書本墊高頭部：由於學員頸部肌肉緊繃，導致頸部過度彎曲，頭部後仰壓迫頸部。

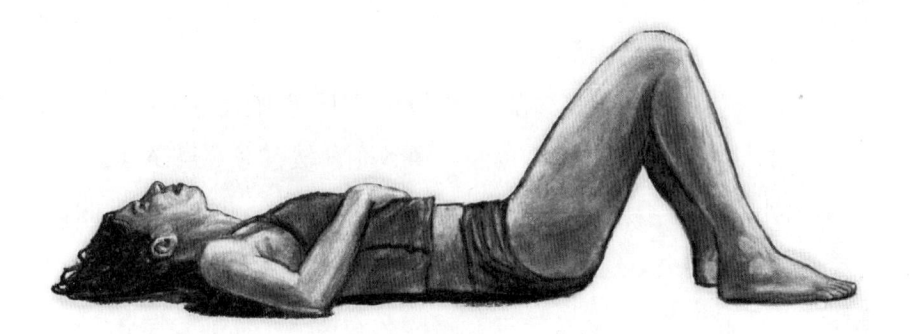

圖 A-1-3 ｜ 半仰臥放鬆法，仰躺卻未使用書本墊高頭部：由於學員的頸部肌肉和韌帶鬆弛，頸部曲線完全消失，下顎內縮壓迫喉嚨，頭部前傾壓迫頸部。

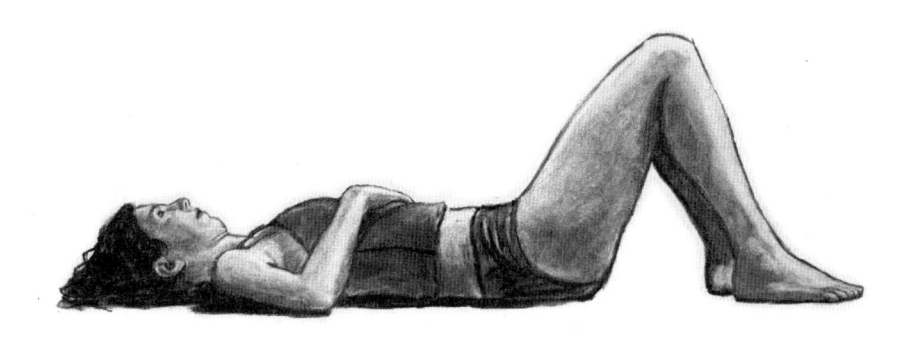

圖 A-1-4 ｜ 半仰臥放鬆法，仰躺時後腦墊了太多書。這會造成頸部中段和上段的曲線太平直，而下段則過度向前彎曲。同時很容易使下顎內縮，頭部前傾。

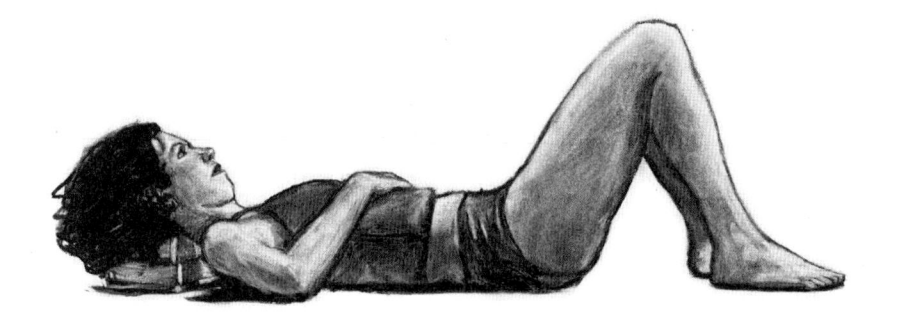

該用幾本書呢？實驗看看吧。如果太少，你會感到上述兩種問題之一；如果太多，你會感到下巴抵住喉嚨造成不適（見圖 A-1-4）。大部分成人的頭部需要墊高 5 ～ 8 公分。如果你的頸部或胸部曲線明顯，可能需要更高。如果你感到後腦壓力太大不舒服，將毛巾摺疊放在書堆頂端。請勿使用頸枕，因為這個體驗的目的是支撐頭部，讓頸部在伸展時，能受地心引力影響而微微下垂。

3. 彎起膝蓋、臀部和腳踝，使雙腳平貼地面。雙腳之間的距離以舒適為準，雙腳與身體之間的距離也以舒適為準。

如果你的膝蓋習慣合攏或打開，而非平衡直立在雙腳上，可嘗

圖 A-1-5 ｜ 半仰臥放鬆法，頭部以書本墊高至最佳高度，腿部以枕頭支撐，臀部和膝蓋微微彎起。

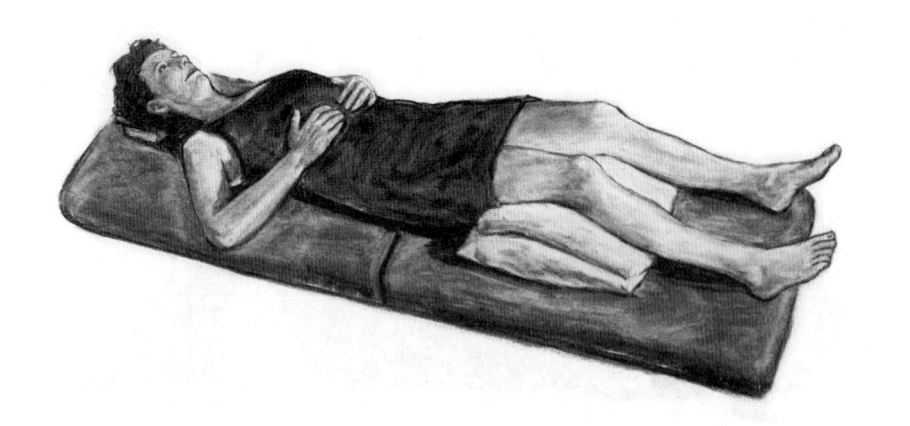

試把小腿放在椅子上，或用枕頭墊在雙腿下。以足夠的枕頭支撐雙腿（大腿和小腿），讓腳跟微微離開地面（見圖 A-1-5）。

4. 雙手手肘彎起，手放在腹部。或者，你也可以把雙手放在身體兩側，掌心朝下。

用這個姿勢放鬆背部，有堅固地面給予支撐、書本稍稍墊高頭部，地心引力將緩慢而溫柔地拉引肌肉和骨骼。鎖緊的肌肉將逐漸解開，脊椎骨將巧妙地移動，回到更好的位置。

勿用下背部對地板施力。

勿用力收起腹部。

勿亂動身體。

靜靜躺好，花點時間讓身體休息。

【討論】

使用半仰臥放鬆法的頻率為何、每次多久？沒有一體適用的標準答案，但頻率高一點比較好。如果 1 天可以躺 6 次，每次 10 分鐘，會比 1 天躺 1 次，1 次躺 1 小時要好。審視你每天的作息和環境。買個運動專用墊帶去上班，找個安靜、沒人使用的空間（或偶爾關起辦公室的門），躺 5 到 10 分鐘。在地心引力和一點耐心的幫助下，你的肌肉在伸展時將獲得休息。你可能會驚訝發現，只要

每天進行數次短暫休息，肌肉疼痛的情形就不見了。你可能也會注意到，儘管只躺了幾分鐘，但當你回到原本的工作上，專注力和活力都大大提昇。

俯臥式

　　1. 將之前用來墊高頭部的書本（也可用小枕頭）墊在胸口下方（胸骨處），趴在舖著墊子的地面上，這回臉部朝下（見圖 A-2-1）。

圖 A-2-1 ｜ 俯臥式：臉朝下趴在堅固的平面上。雙手放在身體兩側，手肘彎曲，掌心朝上。肩膀朝地板方向下垂。腿後側朝向天花板，兩腳打開到舒適的寬度。頸部維持不動，而頭部向下彎向身體，使額頭貼地，而非臉部。

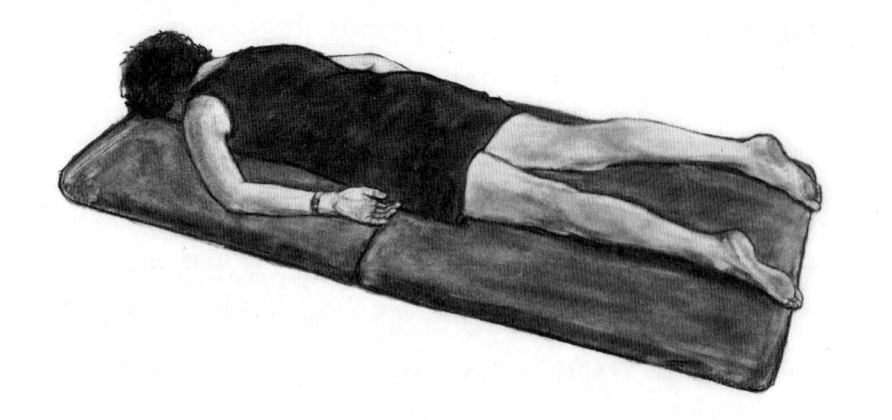

注意使用正確大小的書本。不該超過胸骨，向下延伸到腹部一帶，否則你將難以呼吸。同時書本也不該太往頭部方向突出，壓迫到下顎（《國家地理雜誌》的大小恰恰好）。

墊書的目的在於提高胸部，讓頸部自背部向下垂，同時讓頭部自脊椎頂端稍稍前傾（類似點頭同意的幅度）。這將使額頭上半部靠在地面，而非臉部（見圖 A-2-2）。你可能會需要比半仰臥放鬆法更多的書。如果書本高度適中，就能避免鼻子被地面擠壓造成不適（見圖 A-2-3）。

2. 將雙手平放在身體兩側，掌心朝上，手肘彎曲。讓肩膀自然前垂，朝向地面。

圖 A-2-2 ｜ 俯臥式：趴著，以大約 8 公分厚的書本墊在胸骨下（胸口正中央的骨頭），使胸部稍稍抬高。這能幫助頸部從上背部向前垂時，自然得到舒展，也有助頸部維持不動，而頭部向下彎向身體。

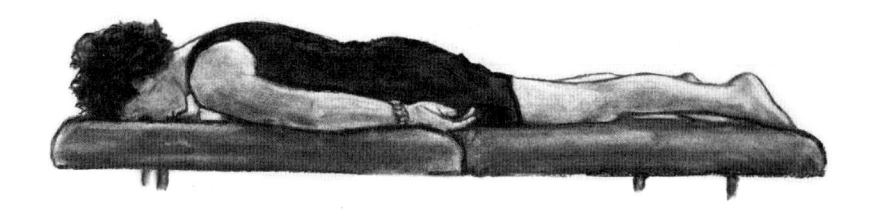

別擔心呈現駝背姿勢。你的肩膀會在直立時回到正常位置。

3. 將雙腿伸直，兩腳之間保留一點寬度。

大腿前側、小腿外側和腳背應接觸地面。盡量不要讓雙腿向內或外翻轉。

4. 讓下顎微微張開，朝向地面。

俯臥式會讓下顎肌肉伸展，對下顎疼痛和緊繃有好處。

5. 保持俯臥式 5 到 10 分鐘。

想像地心引力將你的體重拉向地面。想像放鬆背部、肩膀、手

圖 A-2-3 ｜ 俯臥式：趴著，但未使用書本墊高胸部。某些人的頸部柔軟度足以自在完成此動作，但對大多數人來說，胸部未墊高就做俯臥式，會讓鼻子被地面擠壓造成不適。

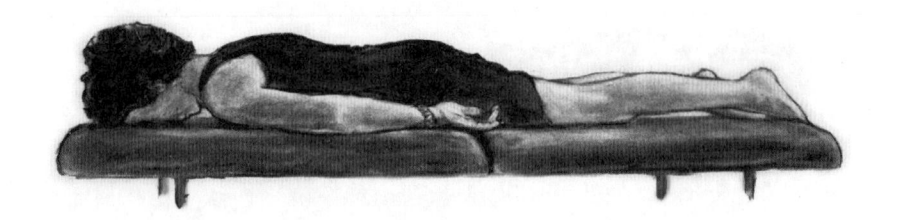

臂、腹部和雙腿的緊繃感。熟練之後，你可以延長俯臥式休息的時間。

【討論】

有些人會立刻愛上俯臥式，但有些人一開始會覺得不舒服，如果你也覺得不習慣，試試每天只做幾分鐘，直到慢慢適應。對多數不喜歡俯臥的人來說，問題主要來自胸部受壓迫的怪異感。持續測試不同的書本高度，直到找到最適合你的為止。你可以在書堆頂端放個毛巾或小枕頭做為緩衝。不要讓書堆壓迫到腹部，否則會影響呼吸。胸部的壓迫感也許一開始會不太舒服，但試著將心思專注在放鬆肌肉，讓身體自然垂向地面，壓迫感通常很快就會消失。

記得不要憋氣。如果你的鼻子擠壓地面造成不適，試試看多墊幾本書。但如果書本堆得太高，胸口壓力也會變大。你得反覆測試，找到平衡。

很多人害怕面朝下趴在地上，因為聽說對下背部不好。事實上，如果你趴在太過柔軟的床墊上，造成下背部脊椎過度彎曲，確實不好；但如果你趴在堅固且鋪著墊子的平面上，就像做半仰臥放鬆法時一樣，那就沒問題。

俯臥式比半仰臥放鬆法多了一些好處。最重要的一點是，這個姿勢可以完全卸下脊椎所承擔的重量。慢性下背部疼痛患者經常發

現，俯臥式比其他姿勢更能減輕疼痛。它對緩解頸部和肩膀緊繃也很有幫助。

（B）動作與心靈

這些自我體驗的目的，是觀察你的動作模式。你將會變得有點像科學家一樣，針對自我習性進行觀察和蒐證。你可能會發現自己經常濫用某部分的肌肉，也誤用其他不必用到的肌肉。這結果可能令人覺得沮喪，但改變的第一步，是能夠自我覺察，這就是進步的開始。一旦熟悉這套自我觀察的過程，你就能將它應用在任何動作上。進行體驗時，別忘了你的目標不是完美執行這些動作，而是觀察你到底怎麼動的。

你的動作模式

1. 站在椅子前，坐下和起立數次。對於自己的動作模式，你注意到什麼？

如果一開始什麼也沒注意到，別擔心。你的動作模式是一種習慣，自己通常不會有所意識。你可能會發現自己在想「我在幹

嘛？」這代表你的大腦正在對你說，它不習慣自我觀察。別回答這個問題，提醒自己這單純是為了觀察自我並蒐集資訊。

2. 再次坐下和起立，這回請注意你的頭頸。你注意到什麼？

同樣的，你可能什麼也沒注意到。或者，你可能會想「我應該注意到什麼？」這代表你的大腦希望在開始之前就知道結果，而非透過自我觀察來發現新資訊。

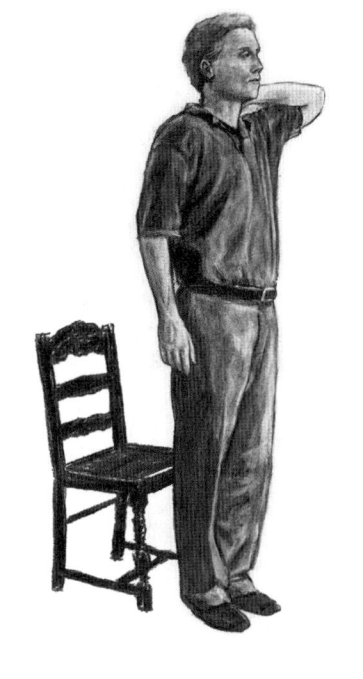

圖 B-1-1 ｜ 站立，手輕輕放在頭頸後方。

3. 將你的手輕輕放在後頸和後腦杓相連處。坐下和起立數次，用手感受做動作的同時，這兩個部位有什麼動態（見圖 B-1-1、圖 B-1-2、圖 B-1-3）。

現在你對於動作中的頭頸動態，大概有多一點認識了。你的手能幫你了解肌肉動態。它們可能緊繃、變短，拉扯你的後腦杓，使

圖 B-1-2 │ 開始坐下，以放在頭
頸後方的手部觸覺，感受頭部和
頸部的肌肉動態。

圖 B-1-3 │ 開始起立，以放在頭
頸後方的手，感受頭部和頸部的
肌肉動態。

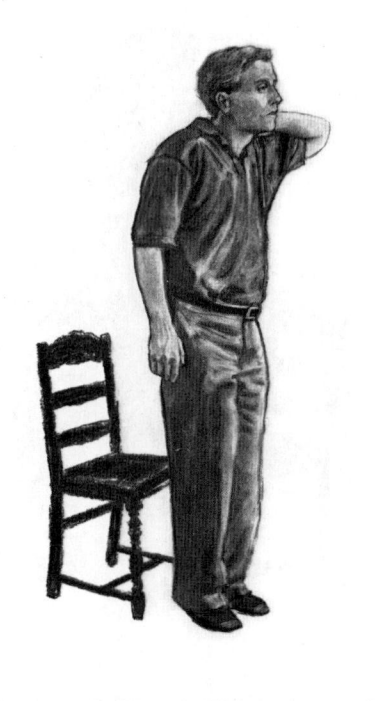

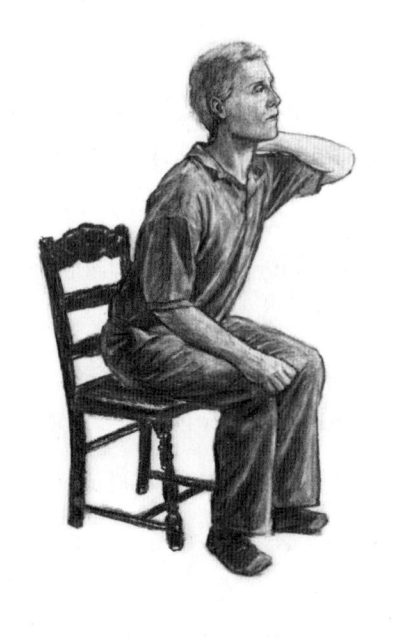

你的頭部後仰向下擠壓頸部。你也可能會感到頸部向前移動，遠離
你的手。這代表你的頸部彎曲增加，造成頸部脊椎骨和椎間盤的壓
力變大（參見 P.26 圖 0-1）。

　　或者你會發現，自己做的動作剛好相反。某些人的頸部前方肌
肉太過緊繃，下巴內縮，使頭部向前下方擠壓頸部。結果造成頸部

太過僵直，正常曲線消失了。這也會壓迫脊椎骨和椎間盤（參見 P.28 圖 0-2）。

4. 將手放在身體其他部位：下背部、腹部、肋骨、肩膀，持續感受坐下和起立時，全身各處的動態。

你是否發現，自己使用了某些肌肉卻毫無所覺？例如，坐下和起立並不需要繃緊腹部肌肉，不需將肩膀抬高或壓低，也不需抓住手臂、收緊膝蓋、憋住呼吸、或彎腰駝背。重複這個動作數次，看看你在過程中如何使用自己的身體。

5. 另一種觀察動作模式的方法是模仿亞歷山大──看看鏡中的自己。

如果你有 2 面立鏡，將它們擺放到適當位置，讓你在坐下起立時，可以同時觀察自身側影。或請朋友錄下你坐下起立的影像。你看到什麼？

6. 持續觀察你的動作，尤其是從事各種活動時的頭頸動作：講電話、舉重物、刷牙、爬樓梯、削紅蘿蔔或騎單車時。

一旦熟悉自我觀察的歷程，你就會發現很多東西。

你能改變嗎？

1. 再次把手放在頭頸後方。坐下然後起立，但這回試著改變習慣，不要繃緊頭頸肌肉。

你能在過程中不要繃緊肌肉嗎？如果碰到障礙也別擔心，因為你不只不了解自己的動作模式，也幾乎無法加以控制。

你是否發現，為了不要繃緊某些肌肉，其他肌肉反而變得緊繃起來？你為了避免緊繃，反而變得更緊繃了！

你注意到情緒反應了嗎？你發現自己感到沮喪、憂愁或不耐煩？你感到憂心，或開始批評自我嗎？這些都是無法看到努力成果時的普遍反應。出現並意識到這些反應是正常的，但別讓情緒阻止你走這條自我發現之路。

2. 坐下起立時，將手放在身體其他部位。試著避免繃緊不必要的肌肉。注意你的實際動作。

如果你跟大部分人相同，你將發現這非常難做到。

【討論】

大部分人知道他們的肌肉太緊繃了。但為了避免這個情形，他們不是將其他肌肉也繃緊，就是完全放鬆所有肌肉。當你做動作

時，過分緊繃與完全放鬆都不好。掌控動作的意思在於不使用多餘的肌肉，只用必須用到的——而且只用到剛好需要的程度。你動著的每一刻，肌肉應該像交響樂團的不同樂手一樣，隨時開始和停止活動。這種微妙而快速的反覆調整機制非常複雜。我們都學會了活動身體，但很少人懂得在活動中有效地協調肌肉。

注意你的習慣

1. 以半仰臥放鬆法躺下，但僅彎起左腿，右腿平放在地面（見 P.148 圖 12-1）。

2. 彎起右腿放到左腿旁，使右腳平放地面（現在你呈現半仰臥放鬆姿勢）。做這個動作的同時，注意你在使用哪些肌肉。再次將右腿伸直，重複這個動作數次，了解你在彎腿時會用哪些肌肉。

如果你不確定該怎麼做，將手放在骨盆前方，感受骨盤是否在旋轉或傾斜。注意靠在地面的背部有什麼感覺，以及移動腿部時，背部是否也一起在動。注意另一隻腳與地面接觸的情況。注意你的肩膀，是否一邊肩膀向下壓，另一邊舉高？你的下顎會繃緊嗎？頸部會繃緊嗎？你還注意到什麼？

3. 以另一條腿重複同樣動作，注意你如何完成這項動作。

彎起左腿和右腿是否不同？

除了正在動的腿以外，你是否注意到身上有其他肌肉在動？既然你躺著，你只需臀部前方以及膝蓋後方的肌肉稍稍用力，就能彎起腿部。如果你感受到其他肌肉在動，就是在繃緊不必要的肌肉。

4. 彎腿時，試著避免繃緊不必用力的肌肉，如同本章第一個體驗裡，避免在坐下和起立時，出現不必要的肌肉動作。

（註：以下所有的腿部體驗中，可任意選擇彎哪一條腿。）

你很可能會發現，不要繃緊多餘肌肉非常困難。你可能會認為，一旦運動腿部，就一定會繃緊背部、腹部或頸部肌肉。你或許已經發現自己彎曲腿部時，有一種特定的運動模式，而且無法改變。

有了這些心得，你可能會好奇：為何我彎腿時會用到太多肌肉？單純是我身體的問題嗎？是腿的錯嗎？問題起因為何？

心身連結

1. 以半仰臥放鬆法躺下。將一條腿伸直平放地面。心中默想：
我沒有要彎腿。對自己重複這個念頭數分鐘。

你是否感受到與之前彎腿時同樣的肌肉緊繃感？（當然沒有，因為你的腿又沒動！）你是否注意到，當你反覆深化不要動的念頭

時，肌肉持續放鬆？如果你沒有這種感覺，給自己充分時間，繼續嘗試。

2. 將腿伸直平放地面。先決定要彎腿，再做動作。感受一下熟悉的肌肉緊繃模式，再次被啟動。重複此動作數次。

注意一下，一旦心中決定要做動作，熟悉的肌肉緊繃模式就會浮現。

3. 將腿平放在地面。告訴自己要彎腿了，但不要真的彎。僅僅在心中動念──決定要彎腿──但不要付諸行動。注意你的肌肉反應。

你能感覺到動念瞬間的肌肉緊繃嗎？如果感覺不到，先想好要彎腿，然後稍稍彎曲。注意感受慣性的肌肉緊繃模式，在一開始動作，就立刻觸發。重複嘗試數次。你是否注意到，決定做動作到開始動作的那一瞬間，你就開始緊繃了？

隨著你的觀察力提升，再回到決定彎腿但不動作的步驟。你能感受到動念後的瞬間，肌肉就緊繃了嗎？換言之，慣性緊繃模式在有動作之前就開始了。另外，你的肌肉緊繃是由想做動作的這個念頭觸發的。

【討論】

　　這個簡單體驗突顯兩項重要事實。首先，如果你告訴自己不要動，你就不會觸發任何肌肉緊繃反應。事實上，如果你持續思考不要動腿的念頭，過一陣子就會感到肌肉更加放鬆。第二，當你決定做動作，就會以一種特定模式繃緊肌肉。你做動作的決定——也就是想做動作的念頭——與做這個動作時使用肌肉的方式緊緊相連。這個簡單體驗突顯出身心連結。做動作的念頭產生一種特殊運動模式，是你個人專屬的。你跟你的好朋友彎腿方式絕不相同。除此之外，你的特殊思考模式，造就了你的特殊運動模式。思想和動作是一體兩面，也就是你行為的全部。

　　你的思想決定了你的動作模式，因為只要不想做動作，你就不會緊繃肌肉。這也代表除非你改變思考模式，否則就無法改變你的動作模式。下一系列的自我體驗將更深入探討這個主題。

02
第二部分

你如何感受？

心身連結

05 人體第六感——身體感知

最近我應鄰近大學之邀，替該校大學部學生上亞歷山大技巧課程。今天一上課，我先問學生關於感官的問題。

「你有幾個感官？」我問。

全班一致的答案是 5 個：也就是一般所稱的五感：視覺、聽覺、嗅覺、味覺和觸覺。

「你知道人其實不只五感嗎？」我問。眼前眾人的表情木然。我不想把氣氛弄得太尷尬，趕緊解釋。

身體感知建構出自我認知和概念

「你有第六感，但不是超能力。我喜歡叫它**身體感知**（bodily sensation），或許也可稱之為身體感覺認知（the sense of feeling）。它來自遍佈全身的數百萬個**感覺受器**（sensory receptors）。這些受器會將體內狀況的資訊傳遞給大腦。」我一邊講話，一邊注意是否勾起了學生們的興趣。

「你的大腦透過受器傳來的資訊，勾勒出各種各樣的感受：你正在彎起膝蓋和揮動手臂、肌肉發疼、眼睛眨動、皮膚發癢、肚子

在痛，或雞皮疙瘩浮出來了。同時它也包含很細微的感覺，譬如知道自己沒錯的感覺，或者你忘了什麼很重要的東西。

你的情緒同樣透過第六感的身體感知，才能來到意識層面。你怎麼知道你在難過還是生氣？靠感覺，對吧？所以我們才把情緒叫做感覺，不是嗎？情緒就是腦部狀態起了變化，使得身體出現各種神經和生化反應，尤其是內臟。因此，感覺受器受到刺激，並瞬間將訊號傳回腦部，告訴大腦體內發生了什麼事。一部分訊號抵達了意識層面，然後你會說，你覺得心跳加快有點害怕，或者覺得反胃想吐，太緊張了，或者感到臉上綻放笑容，就說你很開心。但這套身體反饋機制，大部分都在意識層面下進行。」我看著台下觀眾，知道他們有興趣了。

「不論醒著或睡著，大量的身體資訊都不斷送出，大腦融合所有資訊，建構出你的意識。腦部將所有訊息加總，創造出一種整體感。比起其他五感，身體感知更能讓腦部建構出**自我**的概念：想像神經元、神經傳導物，以及電化學訊號所構成的龐雜網絡，每毫秒都不斷變化，但卻構成了一個完形（gestalt）──大腦對『自我』的概念。」

身體感知變成習慣，讓身體認為「感覺對了」

「身體感知第六感系統對人類行為的強大影響，經常被忽略。

這很讓人意外。想想，我們對自我的認知和概念，幾乎都是建構在身體感知之上。我們的自我概念來自這片橫跨全身的身體感知系統，它受到每個行為和動作的觸發。反過來說，這種自我概念對於形塑我們使用身體的習慣，也有極大影響力。」

「舉例來說，多年前各位都坐在學校課桌前，學習如何拿筆寫字。書寫的感官記憶逐漸在你的腦海中成形，同時與你對『寫』這個字的定義相連結。現在你只要提起筆，想像書寫，頭腦就會以書寫的感覺來啟動肌肉，20 年來各位的腦一直是如此。你不會多想你是怎麼寫的，也不必多思考。你協調各部位肌肉並拿起筆來，就像小時候學的一樣，因為這種拿筆方法的感覺對了。」

「身體感知帶給我們龐大而複雜的自我資訊，但我們對它的重要性經常一無所知，因為絕大部分的流程都是在意識層面下進行。我們注意到的感受，只不過是冰山一角。然而，這些資訊深深影響了我們的行為。它就像背景音樂，我們可以忽略它，但它卻會影響我們的情緒。」

「我們也沒有意識到，這套感官系統會限制我們自以為的自由意識。一旦你學會如何拿筆寫字，你可以決定要不要書寫，卻很難以不同方式握筆了。你試過改用其他方式握筆嗎？如果試過，你的大腦會反抗。它會告訴你這個動作感覺不對。它會想出各式各樣的理由，解釋為什麼你不該也無法用新方法握筆。你很快就會發現自己回到原本的書寫方式，因為新方法跟大腦已習得的書寫感覺起了

衝突。」

「另舉個例子，此刻我正在跟各位說話，我可能會感到焦慮。畢竟，我是在跟一群陌生人講話，有點恐怖。如果這樣的不自在感很強烈，之後我可能會決定不想再上團體課程了，如果下次又受邀就會回絕。我可能完全沒想到，這個我自認有意識的決定，只不過是下意識避開不愉快的身體感知記憶罷了。

進行一切活動時——從運動、思考到回憶——我們體內隨之而生的感覺，不只形塑我們的動作方式，也影響我們對自己的**概念**，從而影響我們的行為和決定。

如果你的坐姿總是彎腰駝背，久而久之就會相信這是『我的坐法』。如果有人建議你坐直一點，你會說覺得不舒服或怪怪的。雖然你的坐姿正在傷害脊椎，你依然相信駝背沒問題，因為你覺得這樣很自在。不論別人說坐直有多重要，你恐怕都不會拋棄這個想法。

也許你經歷過一場痛苦而艱難的分手。過了幾個月或甚至幾年後，有個朋友提到對方的名字，腦海裡想起這個人的一瞬間，啟動一波體內的生化改變。一個簡單的念頭突然間就引起身體感知：你感到心跳加速、胃腸翻滾、喉頭彷彿塞住了。你以為這段關係早已結束，但雖然結束了，回憶這個人的威力，仍能讓你陷入一連串的身體回饋中。為了遏止排山倒海而來的不快感，你對朋友說：『我不想談。』但你真正想說的是：『我不喜歡這些感受，我想停。』之

後，你可能會認為把這段舊關係拿出來談不太好，如果有人向你問起，你根本不願多談。」

這不是我的腳！

「為了示範這種神祕第六感如何影響我們對自我的感知和概念，有沒有人自願過來躺在這張桌子上？」頂著鬈髮、笑容大方的活潑女同學莉絲馬上舉手。

「莉絲，你想試試看？很好，請你仰躺在這裡，其他人可以圍過來看這個小實驗。莉絲，請你把左膝彎起，左腳放在桌上，然後把右腿伸直放下，我會輕輕抬起你的右腿，然後扶著不動。這個時候請你在心裡想著放鬆腿部，讓我扶著它就好。」

全班靜靜看著。

「我現在抬起你的腿，微微把它搬起來，但你不用做任何事，只要想著腿部放鬆即可。」莉絲點頭。片刻後，我將她的腿放下。她的臉上浮現一抹笑容。

「怎麼樣？」我請她回答。

「這不是我的腳！」莉絲笑著大喊。「好奇怪哦！怎麼回事？這不是我的腳！」她再度重複。

我看著圍在桌旁的學生，問道，「她說『這不是我的腳』是什麼意思？我把舊的腿拔掉，裝了一條新的？」全班哈哈大笑。

「當然沒有。那為什麼她這麼說？她的說法好像很奇怪，但如果仔細想一想，這句話對於她如何處理剛剛收到的**身體回饋**，透露了很多訊息。首先，她感受到了前所未有的感覺。莉絲，這樣講對嗎？」

「是的！」

「很有趣不是嗎？她沒說『我從來沒有過這種感覺』，她說的是『這不是我的腳！』她為什麼這麼說？她的腦部在多年前就知道腿是什麼──這是基於她運動腿部時，肌肉和關節傳來的感覺。現在，她大腦的桌面上彷彿有個資料夾，就叫做『我的右腿』。當我抬起她的腿，產生全新的感覺，她的內心正在快速翻閱腿的資料夾，但一比對之下卻找不到對應的資料。記憶中的腿部感覺與這種新的感覺不符。她的用字選詞非常恰當，因為對她的大腦來說，這個講法並沒有錯。她知道腿上傳來的感覺不對。所以她的大腦就亂猜：『可能是別人的腿！』」

「還有人想試試看嗎？」幾隻手快速舉起。「丹，請你躺上桌。」莉絲下來，丹走到了教室前方。丹在同學中比較安靜，我不確定他喜不喜歡課程內容。我很驚訝他舉手自願，也想知道他的反應。我請他躺下來，雙膝彎起，並將雙手放在肋骨上。接著，我把左手放在他的右手肘下，並將他的手臂微微抬高，然後再用右手去握他的右手。我把丹的手肘慢慢拉直，使他的手臂完全伸展。接著重複和剛才類似的舉起然後扶著的動作，同時請丹想著放鬆手臂。

我保持這個姿勢好幾分鐘。接著，我一感到他的肌肉微微放鬆了，就將他的手臂移開身體一些。我重複這個動作幾次，沒有說話。

儘管我並未請他發言，丹卻突然開口了，「好妙！」

「什麼好妙？」

「我覺得手臂好像變長了5、6公分！你怎麼弄的？」

我保持同一姿勢，轉身向同學發問，「他的手臂有變長好幾公分嗎？」

「才怪！」他們同時笑著回答。

丹的表情相當嚴肅，「感覺有點恐怖。」他低聲說著。

我將他的手臂放回原位。「你身體會痛嗎？」

「沒有，完全沒有。感覺很好。」

「為什麼你說感覺有點恐怖？」

「我不知道。跟平常我手臂的感覺差很多。感覺很輕很放鬆。大概跟我習慣的不一樣吧。」

「懂了沒？」我看著全班。「丹的大腦和莉絲一樣，不知道如何處理這種新感覺。他的心裡同樣冒出一個答案，只是理由不同。首先，他在想手臂是不是變長了。我們理性上知道不可能，但這是他腦中所能猜到最好的解釋。接著，他對這種感覺附加了一種情緒——恐懼感。這很常見，心靈常常用情緒代表的意思，來解讀未知的身體感受。」

解讀身體感知語言

「這些例子都點出了我今天的主題。你的內心隨時在解讀感官資料，如果這些感覺很熟悉，頭腦就不會太注意，但如果不熟悉，就會抓住大腦的注意力，開始深入解讀。但你說腿不是你的，或說新的感覺很恐怖，就不只是意識到不同的感覺而已。這已經是一種判斷和觀念。我們做好決定後，接著化為行動。如果我們決定某個事情是恐怖的——即使只是個簡單動作——我們可能就會避免重複。身體感知，以及隨之而生的各種判斷，對我們的決策和行為有深遠影響，但我們往往對體內的這套流程毫無意識。」

「也許現在我們比較能理解，第六感如何與我們的思考模式相連結。想像有人跟你說：『我們去附近河邊 6 公尺的懸崖跳水吧，前幾天我看其他小孩在跳水，看起來很好玩。跟我一起去試試看吧。』在你默默思考該如何回答的同時，你有什麼感覺？想到要從 6 公尺高的地方跳水，讓你覺得很刺激嗎？還是想到可能滑倒摔成重傷，就感到不安？你的大腦瞬間回想之前的經驗，同時喚起微妙的情緒——愉快或不快的感受——與你內心對這次經驗的預期相連結。結果，你的決策過程遠不如你以為的，只受到冷靜理性影響，其實更多被當下產生的身體感知給左右。推理思考其實是一種經驗性、個人性而且身體性的過程。」

06 感覺錯亂

與內在感覺世界絕緣的蓋瑞

蓋瑞來找我上課，希望改進他的鋼琴技巧。他說他常常彈起來「很像在敲釘子」。為了理解他這句話的意思，我請他略略演奏一番。很快地，我就知道他的意思了：儘管他的琴技顯然十分熟練，「敲釘子」恐怕是形容他不悅耳的演奏時，腦中首先跳出的字眼。我從旁觀察，發現他的身體有多處出現明顯的身心不協調。我知道，除非他開始克服這些障礙，否則無法達成目標。

我告訴他現在我們要換個活動，然後請他站在教室的大鏡子前。當他站在我面前，我發現他的肩膀一高一低——左肩詭異地吊起，拉向頸部。垂在身體兩側的雙臂簡直與直線扯不上關係。左手手肘和手腕都詭異地縮著，兩手手指都用力彎曲。我問他我們兩人的手臂看起來有何不同？他的眼光在我和他的影像間來回游移，兩人都沒說話。過了一會他回答，「沒差吧。」

他的答案讓我震驚無語好一陣子，由於他的手臂和肩膀極度緊繃，我本就不期待他在彈奏時會感到有異，不過我以為，他會在鏡像中看出自己的手臂線條有多麼扭曲，尤其是對照組就在旁邊。但

對蓋瑞來說，顯然眼見不足為憑。

每週一次的課程持續了一年多，我慢慢地將許多毫無爭議的資料介紹給蓋瑞。我讓他閱讀解剖學書籍，解釋手臂的結構和動作，把一比一人體模型的手臂給他看，讓他感受自己手臂的活動情形。我教他在家練習伸展動作，也輔助他坐下、起立、躺下、走路以及彈鋼琴的動作。每回上課開場，我都會問他這一星期來，有沒有察覺到身體任何不同，但每次他都聳聳肩，告訴我沒注意到什麼。每週見面，他的手臂和肩膀都和前一週一樣緊繃。我所有的策略，他似乎都聽不到、看不見、感受不了，彷彿他與外界完全隔絕。

我非常挫折。蓋瑞與內在的感覺世界徹底絕緣。他感覺不到肌肉緊繃，或手臂如何動作，因此我說的一切對他都毫無意義。

有天蓋瑞帶著微笑抵達，他宣布，「上一堂課之後，我有了新的體悟。」

「是什麼？」我問。

「你要我思考的是，我如何完成每個動作。」他自豪回應。

這學生再度令我啞口無言。這個亞歷山大技巧的基本概念，大部分學生第一堂課就懂了。蓋瑞已經上了很久的課，也絕非笨蛋。我盡力掩飾內心的真實反應，對他的領悟表達讚賞。

然而，那一堂課之後，蓋瑞開始經常回報他的觀察和發現。他似乎終於重新認識自己的第六感了。

幾個月後蓋瑞來上課時，表情特別興奮，我一看就知道他有話

要說。

「怎麼了？」我問。

「這個禮拜發生了一件不可思議的事。前幾天晚上我站在工作桌前，剛好低頭一看，發現我的左手臂緊靠身體而且是縮起來的，就像你一直說的那樣。」

我不知該如何妥當回應，就問他接下來做了什麼。

「我太太就在房間裡，我叫她看一下我的手臂。」

「她說什麼？」

「她說我一直都是那樣縮著手的！所以我問她『你怎麼不早說？』」

「她怎麼回答？」

「她說她不想讓我難過！」

數週後，我仍不斷回想蓋瑞的故事，她太太那句話在我腦中重複播放。她是懂的。她非常了解自己丈夫，如同我遲遲才發現的一樣，告訴他手臂的問題對他無益。他確實無法理解這個訊息。蓋瑞的慢性肌肉緊繃不只是扭曲他對身體感受的自我意識，而是直接關閉了這種感知能力。但上了這麼多課，總算累積了一些效果，就像一頭從冬眠中甦醒的熊，蓋瑞開始聆聽身體的無字之語。

從那堂課起，蓋瑞成了一位積極用功的學生。他變了。他開始練習，重新連結身心，並享受逐漸甦醒的自我認知能力。

~~~~~~~~~~

下面故事告訴我們，經常躲在無意識層次，向大腦花言巧語的身體感知，能造成多大的災難。

走路會痛且堅信內心判斷的貝蒂（一）

貝蒂是個嬌小圓潤的中年女性。她來找我上課，說只要一走路，臀部就會發疼。上了幾個月的課之後，今天我請她面對教室大鏡子站著。

「貝蒂，請你觀察鏡中的自己，並把重心移到右腳，然後左腳往前踏一步。」我看著鏡中的貝蒂，發現她第一個動作是骨盆向右過度傾斜。接著，為了保持平衡，她把上半身往左歪。結果她的右腿——她希望用來支撐自己的腿——跟著往右傾，不再直立於地面，而是斜斜站著。她打亂身體平衡後，將左腿吃力舉起踏出了一步（見圖 6-1）。

「貝蒂，你看自己的動作，有注意到什麼嗎？」貝蒂一臉茫然。她在思考該說什麼，但顯然不了解問題重點何在。

「我只是照你說的做。」她回答。

圖 6-1

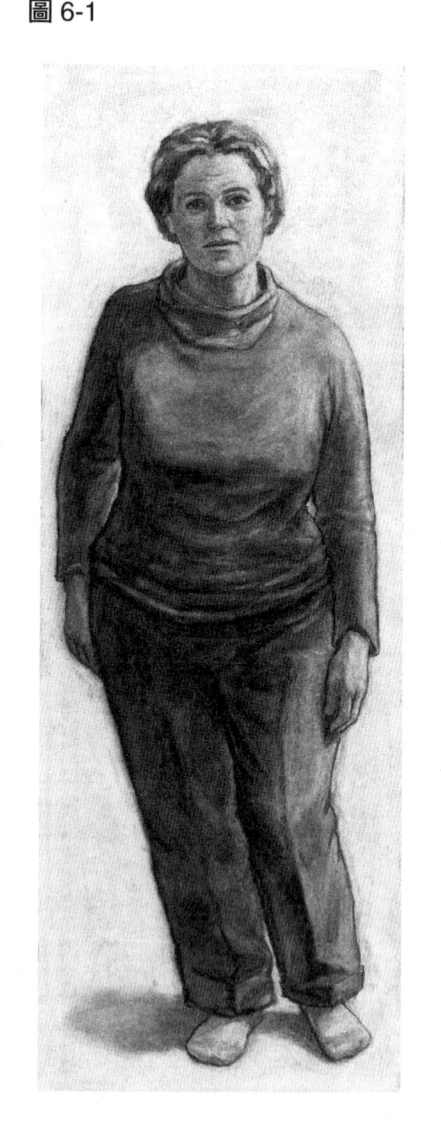

「沒發現奇怪的地方？」

「沒有。」

「好，很好。」我邊鼓勵她，邊思考下面該說什麼。與其向貝蒂解釋，她嚴重打亂自身平衡，造成右臀極大壓迫，並過度緊繃背部肌肉，我決定繼續我們的探索。

「貝蒂，我們再試一次。這次我會幫你。」

我站在她背後，伸手扶著她的肋骨下方。我請她讓我稍稍搬動她的軀幹，把重心移動到右腿。我說明這麼做的同時，她什麼也不必做，只要想著別出力幫我就好。我重複剛剛的指示，強調重心移到右腳只不過是幾公分的距離。她點頭答應。

我輕輕引導貝蒂的軀幹，直到她的重心移動到右腳為

止。我繼續用手微微撐著她。她的右腿打直了，與地面成 90 度。她的軀幹直立，頭部就在右腳正上方。我再次請她彎起左腳，踏出一步，但貝蒂並沒有動作。她向下一看，似乎想看進身體內部。她的表情透露了她的念頭──貝蒂覺得我的請求不可能達成。

「請走一步，」我溫和催促，「我撐著你就不會跌倒了。彎起左腳踏一步。」

貝蒂的神情困惑。她的眼光仍然朝下。注意力集中在體內傳來的新感受。前所未有的感覺，讓她完全無法解讀。「我無法走，」過了一會她這麼說，「我不是站在腳上。」

貝蒂的用字透露出她的大腦如何處理這些新感受。她沒有感受到平常用腳站立時的身體感知，所以內心得到錯誤的結論，她一定不是站在腳上。

「看鏡子，貝蒂。你的頭和軀幹就在右腿正上方，腳踩在地上，對吧？」

「我想是的，」她的語氣猶豫。

「你站在腳上沒錯，只是用不同方式站著。來吧，走一步。我撐住你，不會跌倒的。試試看。」

貝蒂繃起下顎肌肉。她的骨盆向右一歪，將上半身拉向左邊，踏出了一步。她讓身體做出與之前完全相同的動作。

「貝蒂，怎麼了？你為什麼把身體歪到一邊？我說過我撐住你了。你從鏡子裡看到你已經站好，穩穩踩在右腳上了。」

「我要改變重心才能把步伐踩出去。」她回答。

怎麼會這樣？一個正常而聰明的女性，怎麼會不顧我的說明以及在鏡子裡看到的影像，執著於己見？她為何深信移動重心到單腳的唯一方式，就是破壞身體平衡，繃緊不必要的肌肉，繼續壓迫已經發疼的關節，把一個簡單動作弄得如此困難？

當我請她解釋，她再度重複，「我覺得我不能動左腳，否則就會跌倒。」她說，試圖用堅定語氣說服我。

但貝蒂錯了。她誤判了自身感受。儘管看見鏡中影像，知道我的手撐著她，也聽到了我的說明，貝蒂仍不相信自己的眼睛和耳朵。她只相信內心對身體感知的判斷。

貝蒂不是失智症患者，沒有妄想症，沒有任何奇特的神經系統疾病，但她的話讓我們得以窺見，她的內心如何解讀這些感受，又得到什麼樣的結論。由於與她平常單腳站立的感受不同，這種新的站法以及我的說明完全失去說服力。她只能容納自己的觀點，毫不懷疑自己的判斷力。她被固有觀念牢牢掌握，因此無法以新的方式思考或走路。她的內心專注於身體的感受以及她自己的解讀，就是這種解讀決定了她的站姿，遠比肌肉的力量還強。這誤判似乎不是太嚴重，卻左右了她的每一步。

~~~~~~~~~~

　　貝蒂主訴行走時會痛，蓋瑞主訴彈琴像敲釘子，這些並非單純的肢體問題。勤加練習無法幫助蓋瑞的琴技；減少走路或增加運動，也無法治癒貝蒂的臀部困擾。問題在於身心協調，因為內心對身體感知的判斷，以及太頻繁的誤判所造成。

　　這些錯覺可分為 4 個項目：1) 非理性詮釋。如同戲劇課同學們的例子，前所未有的新身體感知，會讓內心妄加揣測。莉絲以為新感受代表腿不是她的，丹以為他的手臂變長了。2) 添加情緒反應。以丹來說，他的身體感知誤判還多了一個情緒標籤。他把新感受定義為害怕。3) 拒絕感受。相反地，蓋瑞的心靈學會不再注意身體感知。其他人能輕易感受到的身體感知，他卻無法有意識地感知。4) 誤判。貝蒂的故事告訴我們，看似正確的感覺也可能失準，反之亦然。她以為單腳平衡的狀態，其實是嚴重失衡。這些誤判使她無法察覺動作不良，加重了她的疼痛和傷勢。

　　總之，我們的大腦從身體感知中學習。接著，它開始解讀身體感知的意義，通常在潛意識的層次，而這些解讀形塑了我們的行為。一旦大腦形成了解讀，改變行為就比想像中困難。為此，我們必須改變行為背後的解讀，而催生這些解讀的身體感知（感受）同樣也得改變。身體感知的主要來源為何？就是我們運動和使用身體的方式。在我們深入亞歷山大技巧，學習如何更有技巧地使用驅動系統，進而改變自身身體感知和自我認知之前，我們得先研究人的感覺——尤其是恐懼感。

07 恐懼感

走在我倆來過不下百次的木造步道上，我對身邊的同伴柏利，一隻大型雄性標準型貴賓狗，仍感到不可思議。牠踩著輕快步伐的同時，我注意到牠的脊椎骨柔軟而堅韌、四條腿來回交替，強壯寬厚的腳掌則抵著地面，將自己往前推進。柏利對四周的一切充滿無限好奇。偶爾，牠會興奮豎起尾巴，回頭追蹤某種味道，略略停下腳步，又沿著一條看不見的路線踏上旅程。現在牠停下來找我，發現我在牠前面的路上。我一聲口哨，柏利就接連跳過低矮的灌木叢，彈回我身邊，不像隻狗而像袋鼠。

這是我倆的固定行程，但今天發生了一件不尋常的事。我看到前方不遠處有另一隻狗，牠的主人正牽著牠走過來。我的狗並不小，但對方更高大。我伸手抓緊柏利的項圈以免牠看到同類，但已經太遲了。我扣緊手指的前一秒，牠已經聞到對方的氣味。柏利衝向前方，另一隻狗也興奮地迎上來，未受阻撓。我緊跟在後，希望這兩隻彼此陌生的狗族同類能和平會面。

當牠們之間剩下 6 公尺左右，柏利止步不前，定在原地，另一隻狗也放慢了步伐。隨著對方靠近，柏利的頸子和尾巴同時放低，不過為了緊盯另一隻狗，牠抬起頭，視線上移。另一隻狗緩慢而謹

慎地前進，同樣縮頸抬頭。柏利彎起前腳壓低上半身，頸子垂得更低了，像是在乞求對方。另一隻狗來到近 1 公尺處停下。牠低聲吠了起來，聲音低沈而不祥。兩狗陷入對峙。我自己也靜止不動，不確定該不該插手，或如何插手。

突然間，對方露出牙齒，叫聲變得高亢急促。牠咬牙切齒撲了過來，柏利則轉身向後逃跑，尾巴緊緊夾在腿間。牠心中害怕，動作也很彆扭。當牠跑到我腳邊，牠緊急煞車，揚起一陣灰塵，並轉身面對另一隻狗。柏利在我腳邊躺下，全身攤平。在牠逃跑過程中，對方也追了過來。柏利翻過身體，肚子朝天。另一隻狗停在 30 公分外，低頭伸長脖子聞了聞。柏利仍仰臥呈現投降狀，兩狗就這麼短暫接觸──一邊的狗鼻正常，另一邊則上下顛倒。

另一隻狗的主人追近，但並未停步。他對我露出意味不明的微笑，叫自己的狗跟上。他沒有道歉，也沒假裝愛犬輸了這一仗。他們很快離我們而去。柏利翻身坐起，我彎腰拍拍牠以示安慰。牠重重靠在我的腿上。我們重新開始散步，但柏利再也不衝進灌木叢裡。牠放慢腳步待在我身邊，低頭垂著尾巴。牠探索世界的衝勁已經煙消雲散。

~~~~~~~~~~~

幾年前的一個早上，我感到格外平靜。孩子們上學了。當時才

四個月大的小可愛柏利，在廚房睡著了。那是個明亮的春天早晨。既然我的課程剛好有空檔，我決定利用機會好好看看書。我躺在沙發上撐著腦袋瓜，開始閱讀。也許我實在太放鬆了，接下來的狀況感覺像一連串獨立事件，如一霎時光被切割成數個慢動作的瞬間，一格一格播放。但下列事項是在一秒內發生的。

　　透過眼角餘光，我的大腦發現地毯上有某個不尋常的東西：一團咖啡色。我的頸部肌肉用力收縮，將頭部向左一扯。隨著我轉頭，一陣反胃感升起，心跳也快了起來。我的手臂汗毛直豎。為了搞清楚發生什麼事，以及身體為何這麼反常，我的眼光一轉，將那恐怖的玩意對準視野正中央。不明威脅遭到鎖定、對焦──是一只棕色皮鞋。

　　隨著理智追上事態發展，一切逐漸有了條理。我的潛意識擅自揣測，那團棕色東西是小狗留下的不幸意外，可能會糟蹋了家裡的新地毯。我感受到一陣強而有力的恐懼反應，但擔憂純屬多餘。我忽然意識到自己的行為有多好笑。一旦安下心來，我當場哈哈大笑……不必清掃，一切都好好的。

　　眼光回到書本上，我發現自己沒法專心。雖然我知道只是誤會，但震撼反應仍餘波盪漾，擾亂我的身心：心臟狂跳、噁心反胃、肌肉顫抖。難怪我無法思考，內心全被這些身體感知霸佔了。我決定做個體驗，待在沙發上觀察自己，直到這轟然作亂的感覺消散為止。我驚訝發現，竟然花了超過半小時才恢復平靜。

我們如何接收恐懼感？

杏仁核住在我們體內，更精確地說，它就藏在前腦，左右對稱，外型為杏仁狀，埋在顳葉中央深處。杏仁核是我們永不休眠的哨兵，亦步亦趨，監視環境中一切危險。它的目的是評估接收到的**感官刺激**，是否對人造成威脅。接著，它啟動一連串身心變化，像一列火車把我們運往防衛前線。讓我們看看在前述「錯看皮鞋」的故事中，我的杏仁核扮演了什麼角色。

我閱讀時，杏仁核隨時待命。一股視覺刺激抵達腦部的視覺皮層，隨後轉接到杏仁核，「哈囉！地板上有個怪怪的東西，你覺得呢？」

杏仁核在電光石火間完成評估，「好像有危險！敲響警報！」

神經訊息透過**交感神經系統**，發散到各個臟器，同時透過**運動神經**，抵達身體驅動系統的肌肉。全身性的**神經化學反應**瞬間觸發。我的心跳變快變重；血管擴張，方便增量的血流抵達肌肉，作為行動準備；消化速度變慢；腎上腺分泌腎上腺素，強化肌肉力量和精神專注力；呼吸加速；血壓上升；還有許多其他變化。通常這被稱為人類的**戰鬥或逃跑反應**，學界觀察已久，但多虧紐約大學神經科學家拉鐸（Joseph LeDoux）的突破性研究成果，杏仁核的角色以及大腦的防禦性神經路徑才得以現形。

這種迅速的神經化學傳遞並不是故事的結局。它只是第一部

曲，為更遠大的目標做好準備：幫助人展開自衛行動。脊椎動物有4種典型自衛行為，我們在柏利的故事中都見到了：1) 攻擊，或威脅敵人。2) 僵住不動，繃緊肌肉停止動作，避免吸引敵人注意。3) 撤退，遠離敵人。4) 投降，宛若臣服於暴君的乖順子民。

在上述所有行動中，驅動系統都是自保的關鍵工具。以我個人例子來說，我的頭部和眼睛首先對準目標，同時心中高度警戒，肌肉緊繃。然後我僵住不動。如果我的腦袋把對方當成一條蛇，我早就像剛開的瓶塞一樣彈出沙發，衝向門口了。柏利的第一個反應是僵住，但另一隻狗低聲嘶吼又撲向牠之後，牠撤退了。接著牠翻身露出肚皮，向入侵者投降。

防禦行為一啟動，全身的感覺受器就會受到刺激。身體感知開始湧入腦海，告訴大腦我們採取的防衛動作：我在逃跑。

這樣的身體回饋也可能傳送到杏仁核。它可能會斷定威脅尚未遠離，因此，可能反過來指示後續防禦行為：繼續跑。

杏仁核也可能認定，某特定神經刺激代表威脅程度超乎原本預期，因此下令增加能量供應：跑快一點。

如同我們在上一章所見，透過身體感知，我們的大腦可能會意識到身體反應。然而，這肯定是在防禦行為啟動之後。我的身體之所以僵住不動，是因為潛意識看到了那個東西，且杏仁核又認定是威脅，而不是因為我知道自己在怕，然後決定好如何應變。就像巴士乘客，只有在司機用力轉動方向盤之後，才會感受到車輛忽然轉

向，「我」其實是最後一個搞懂狀況的。

　　這樣的說法乍聽不合理，但卻很重要。意識和決策過程非常關鍵，但面對足以威脅生命的立即性危機，一秒就能決定生死，因此，當行動成為必要，自我意識的餘裕也得暫時犧牲。

感覺進入意識層次，做出更理性選擇

　　杏仁核的功能並非專門讓我們感受恐懼或其他情緒，它的功能是偵測威脅並產生防禦行為。這些例子讓我們一窺人體的**自我防衛系統**，總共分為兩層。第一層在潛意識層次作用，依序是某種感覺刺激，杏仁核對該刺激的評估，神經化學反應，反應在臟器及驅動系統的典型自衛行動，以及身體的感受或回饋。到了第二層，感覺進入意識後，我們對身體感受和行為變化有了自覺。再加上語言和反思能力，我們有了更多選擇。我們可以辨認身體感知，說出感受，想出一套說法來解釋行為，以及做出更理性的選擇。

　　目前為止我所描述的，是機能正常的防衛系統。接下來我們要探討，在杏仁核長期啟動之下，系統如何發生錯亂，造成一般所謂的**焦慮**。我們將看到焦慮如何對驅動系統及身心健康造成嚴重損傷。

08 恐懼下的身與心

患恐慌症的喬安

今天我有位新學生。上週在電話上，她向我解釋醫師給她的診斷令人憂心——嚴重骨質疏鬆症。除了服用推薦藥物，他建議她研習亞歷山大技巧，表示技巧雖然無法治癒她的症狀，卻能教她保持頭、頸和脊椎達到更平衡和直立的姿勢，減輕脊椎骨的壓力，或許就能預防疲勞性骨折。

喬安坐下後補充說明，「醫生說我的姿勢很不良。我也知道。如果能改善一定會有幫助。」

我微笑點頭。接著問她有沒有其他的症狀或問題。

「嗯，」她有點猶豫，駝著肩膀縮著頭，彷彿躲在低矮的門框下。「前一陣子我的人生出現一場危機，壓力很大，後來我開始有恐慌症狀。」依然呈現閃躲姿態的喬安，把雙手塞進大腿下。

「這半年來症狀有好一點，但最近又回來了。這次的診斷當然沒幫助，我擔心會骨折。我試過心理諮商、針灸、抗憂鬱藥、瑜伽，似乎都沒用。我的瑜伽老師教我注意呼吸，我有試，但有時我一早起來就覺得快窒息了，我就知道這天肯定不好過。我試著努力

專注呼吸，也許有點幫助，但我不想一直提醒自己要呼吸。」

喬安是位年事稍長的亞裔女子，一頭中長黑髮夾雜著些許灰白，她笑著，但傳達出來的不是快樂。她的故事讓我難過，也好奇背後有何秘密。我同情點頭的同時，她的膝蓋緊緊靠著，嘴巴抿成一條細線。在我們說話過程中，她的肌肉不由自主緊繃起來，進入僵直不動的狀態。她明亮的眼睛僅僅迎向我的眼光一下，就再度垂向地板。我在一瞬間看到掙扎、決心和勇氣。

到底發生什麼事，讓她發展出這樣的動作？

喬安不願明講，但從她的身體我觀察發現，這位聰明活潑的女子正在一波波的恐懼感中泅泳。我知道我的一言一行都可能激發更多的害怕。

我協助喬安坐上教學桌並躺了下來。我問她舒不舒服，並說如果緊張就跟我說一聲。我不敢太急躁，提醒自己每個字句和動作，都必須讓她感到安心和信任，才不會加深她的恐懼感。

我把雙手放在她的頭頸側面。她的頸部肌肉像繩索般浮起，我注意到她頸部右側收縮，臉部不對稱，她的極度緊張使下顎不正。我用非常輕微的力量，轉了轉她的頭，並請她在心裡想著頸部不要用力，交給我處理，但她的頭竟文風不動。我將她的頭稍稍抬起，手感相當沈重——又是過度緊張的徵兆。

我接著檢查喬安的肩膀、手臂和雙腿，再次請她放鬆身體各部位。一邊講話，我一邊用手感受她的回應，這能透露言語無法傳遞

的重要訊息。喬安的身體感覺像被擠壓到極小的空間中，她幾乎無法呼吸。我在她臉上尋找線索，看看她是否了解我的指示，還是我已激起她更深的焦慮。她的肌肉逐漸在我手中放鬆，她的四肢變輕，臉部表情也和緩了。

「有問題嗎？」我問。

「不，我沒事，」她乾笑一下回答。

半小時後，我將她扶起坐在桌上。還沒幫她站起身子，她突然開口了。

「大概半年前我試過按摩。」

為什麼她不早說？

「第一次我覺得很放鬆。有點像現在的感覺，」她補充。「但第二次之後，我就恐慌發作。第三次結束之後，恐慌發作更嚴重。所以就決定不按了。」

為什麼讓她感覺舒服的事情，會誘發恐慌發作？

我不願質疑她，所以聽完之後繼續上課。課程尾聲時，我看到喬安露出真誠的笑容。「我覺得挺好的，」她的語氣有些驚訝。

我建議她下課後好好放鬆，別忙其他事。「這是一個學習改變的緩慢過程。別一開始就對課程或自己期待太高。你現在舒服的感覺會消失，不要捨不得。」

喬安笑了，但並未回答我的話，反而提起另一個話題，「你知道嗎，我試過很多次心理治療。」

　　喬安感覺好多了，於是打開話匣子。我沒催促她出門，反而在她身邊坐下，靜靜鼓勵她講下去。「他們要你相信他們，敞開心房，但他們只是坐在旁邊盯著你，我覺得很不舒服。」她頓了一下，「這堂課不一樣，」她害羞地笑著說。

　　「他們總是要我把困難跟他們分享，」她繼續說著，「他們期待我馬上把他們當自己人，但我才不可能那樣對他們。我知道自己發生過什麼事，我又不是笨蛋。我這輩子看過太多、太多了。」喬安頓了一頓，我發現她身上剛找到的輕鬆感又消失了，她頸子前伸，表情突然變得沈重。彷彿只是在聊天氣，她淡淡補上一句，「我小時候被虐待過。」喬安望向地面，再度緊抿嘴唇。我默默等待。

　　「但我不能跟他們說這些！」她用力說出，再度迎向我的目光。她頓了一下，接著她幾乎喘不過氣。我注意到她頸部肌肉又浮凸起來。

聲帶受傷的吉姆——威脅性創傷

　　吉姆現年三十好幾，身材纖瘦，短棕髮略呈 M 型禿，外型乾淨整齊。他是個出了狀況的歌手，兩年前聲帶受傷，醫生建議停止

唱歌。吉姆坐在我的教室內，告訴我喉嚨專科說他已經復原了。然而，他想恢復唱歌卻有困難，他確定聲帶一定還有問題，同時眉頭深鎖，上身前傾，似乎想讓我感受他的障礙。

「但專科醫師看了你的喉嚨，說一切都沒事了？」我重整他的說法，再度詢問。

「對。」

他為何不相信醫師？

我知道叫吉姆相信自己的醫師並不能解決問題，於是從另一個角度切入。「你可以幫我唱一個音嗎？隨便一個音。」

房裡響起一道充滿活力的聲線，開頭幾秒讓我聽了不禁覺得「沒什麼問題啊。」這聲音在一秒內起了變化。還是不壞，但穿透力和共鳴都變差了。

「好，可以停了。」

吉姆闔嘴，轉身看著我。他的眼光說著，「懂了吧？」

我並未回應他的無聲質疑，反問「可以告訴我剛剛唱歌時，你在想什麼嗎？」

「嗯，」他想了一會才開口，「我一開始唱就聽到自己的聲音。這個時候我覺得喉嚨突然縮緊，注意力就被吸走了。我想喉嚨緊繃可能會讓聲帶再受傷。」

「你覺得你剛剛在擔心嗎？」我問。

吉姆答說「是。」看向一旁，下顎緊繃。

恐懼的刺激來源不斷增加

觸發人體防衛機制的第一個事件是某種刺激。通常我們假定威脅來自周遭環境：過馬路時公車從身邊駛過、深夜獨自走路時背後有陌生人、突然傳來的巨響、什麼東西燒焦的味道。但威脅也可能來自體內的感受。肢體疼痛是最明顯的例子，但各式各樣的身體回饋都可能被杏仁核認定為威脅：喉嚨梗塞的感覺、胃腸不適的感覺、頭暈的感覺，甚至是某種前所未有的感受。

另一種內部威脅來自我們的思想：想起沒處理好的工作、回顧最近跟朋友的吵架、烤箱忘了關的焦慮感。

心靈無法讓我們感到害怕，卻能喚起痛苦的回憶、一閃而逝的憂慮、緊張的預期心態、批評自我的想法。我們在一瞬間啟動杏仁核，因而送出全身性警告訊息。儘管這些想法看似無辜，卻成了觸發身體防禦反應的刺激源。此外，我們經常在腦中反覆思考這些念頭，以為答案會自然浮現。

當喬安帶我回顧她的過去，每個擔憂的念頭都是再次的自我刺激，持續堆積在她內心的恐懼帳戶。回想醫師的診斷是一種威脅，按摩之後的放鬆快感（儘管從未體驗過）也是，長久以前的創傷記憶更是沉重。我與她合作的過程中，在她全身上下都能看到和感受到這些恐懼念頭留下的烙印。喬安的每條肌肉都卡在僵直狀態，使她持續向內擠壓自己。這種長期恐懼狀態留下慘痛傷痕：過於強烈

的緊繃感使她幾乎無法移動或呼吸，慢性焦慮問題連醫師或心理師也無法治癒。無窮無盡的念頭和身體感知，可能刺激杏仁核並被評估為充滿威脅性的——即使並未進入意識層次的感受和我們幾乎毫無自覺的想法。

身兼法官和陪審團的杏仁核，負責評估刺激並加以詮釋：危險、不危險、或介在中間。但這些評估既不客觀也不理性。如果我一夜好眠，生活井然有序，感覺好極了，此時屋子裡突然傳出一聲巨響，我會充滿好奇，想知道我兒子在做什麼；如果我擔心下個月房貸繳不出，背痛得要命，同時被其他問題困擾，同樣的噪音可能會讓我身體一縮，隨即火冒三丈，心想「他**又在**搞什麼了？」我們既有的緊繃感和壓力，會影響杏仁核對同一刺激的威脅評估標準。

過往經驗也是因子之一，杏仁核懂得學習：我第一次帶柏利看獸醫，牠開心地踏進診所。第二趟牠就僵著四條腿，不願配合了。第三回上診所，我扛著牠顫抖的身體走進檢查室的同時，牠奮力踹著我只想逃跑。每一次連續性的經驗，都讓柏利的杏仁核對獸醫診所做出更高的威脅評估，牠的防衛行動也隨之升級。

另外，杏仁核還對各種危險性神經刺激加上**關連性觸發因子**（associative triggers）。就像帕夫洛夫的狗，不只看到食物，只要聽到鈴聲響起，就會流口水 *，杏仁核也學會在威脅性事件出現之前後，產生將無害的刺激聯想為危險訊號。造訪獸醫好幾次之後，有一次我帶了一瓶開著的藥用酒精走進廚房，柏利將酒精與獸醫聯

想在一起，立刻奪門而出。

　　回到吉姆的例子，他應我的要求，唱了一個音符，很好聽，但下一刻他的大腦也聽到了。經驗告訴他，唱歌可能會傷害發聲機制。他的杏仁核立刻反應，刺激交感和運動神經。防衛反應使肌肉緊繃，包含發聲機制會用到的肌肉也收縮了。前一刻還精準運動的小肌肉，瞬間失去協調，導致他的音質下滑。某程度來說，吉姆的醫師沒錯，他的聲帶組織確實已經痊癒，然而，想要完全復原，吉姆就得避免創傷後的餘波，也就是現在對自己聲音慣性的恐懼反應。我們的既有狀態會影響杏仁核的啟動門檻，而經驗教訓使杏仁核將更多不同的刺激視為威脅。它也將無害的刺激與危險互相連結，並納入威脅評估程序，導致可能引起恐懼的刺激來源不斷增加。

患纖維肌痛症候群、處處自我設限的艾德

　　艾德現年三十好幾，身材偏瘦、短鬈金髮、藍眼珠，笑容可掬，另外，艾德還有纖維肌痛症候群，一種醫界尚未完全了解的複雜病症。這個症狀是慢性、原因不明的肌肉疼痛和疲勞感，然而確診只指出一群典型症狀，卻無法解釋成因。艾德說他罹患纖維肌痛

症候群已經好幾年了，全身發痛，尤其是手臂和頸部。當我問起他的病史，他提出一長串活動和物質（關連性觸發因子），他自認都是病因：人造纖維、低溫、噪音、咖啡因、乳製品和許多其他食品、電腦、開車。

他補充說他不工作，很少出門，盡量減少手臂負擔。這位本該健康俊朗的年輕人，卻過著處處受限的生活。他坐在椅子上，我抬起他的手臂輕輕施力，希望把肌肉拉開。儘管體型纖瘦，艾德的手臂卻十分笨重，彷彿控制纜繩全斷線了。大腦與肌肉組織之間，本該一動念就迅速反應的連結，我完全感覺不到。下課後，他問我對他的症狀有何看法。首先我進一步了解他的日常活動，接著詢問為何不敢使用手臂。

「嗯，舉例來說，」他回答，「幾天前我開一小時的車與人赴約。隔天我的手臂就痛得厲害。我得休息兩天，什麼也不做，疼痛才會消失。」

「可是艾德，」我知道我的意見不符合他的自我診斷和處理方式，所以小心開口。「你的手臂肌肉量非常少。你的活動量已經少到幾乎完全不用手臂。因此，你的手臂在萎縮。你必須多動動手臂。一開始可能會痠痛，但我可以教你最不費力的方式，讓你恢復力量。」

艾德打斷我的話頭，「不行。我的手一動就痛，意思是我該讓手臂休息，是吧？」最後一句是問句，但艾德的語氣顯然不是發

問。他在告訴我他認定的事實。

「其實，疼痛很複雜。疼痛代表的意思不一定符合我們的解讀。大痛不表示問題一定很大，小痛不代表問題一定很小，我們也不一定知道疼痛的成因。肌肉疼痛不一定就該停用。如果我們幫你的手臂做切片檢查，可能看不到任何異常。醫師其實不知道纖維肌痛症候群患者為什麼會痛，因為你沒有明顯傷勢或其他內部損傷。」

「但我們知道肌肉不動是不好的，事實上可能比運動疼痛還要糟糕。你需要訓練肌力。我們會慢慢進行，一開始也許會不舒服，但我們可以合作發展出一套系統，讓你可以自理的活動愈來愈多。」

我說話的同時，艾德的表情逐漸變得凝重。顯然他對我的說法並不認同（受到威脅。）他突然起身，說要再考慮看看。我告訴他沒關係，最後決定權還是在他手裡。他走出房間穿起外套，我們都沒說話。艾德幾乎沒說再見，也沒看我的眼睛就踏出大門。

慢性疼痛使腦部感覺錯亂

學者發現，杏仁核會刺激腺體分泌所謂的壓力荷爾蒙（例如腎上腺素和可體松）。這些荷爾蒙能在短時間內，幫助身體應付疼痛、發炎和傷勢，但如果因為杏仁核反覆啟動而長期不斷分泌，就

會造成一系列有害的副作用。研究指出相關症狀包括記憶力受損、決策能力失常、高血壓、免疫系統減弱、腦部化學作用異常、心臟病和關節炎。

類似纖維肌痛症候群的慢性疾病，往往是雞生蛋、蛋生雞的問題，很難釐清起因為何。艾德主訴疼痛。疼痛觸發杏仁核分泌壓力荷爾蒙，這些荷爾蒙改變他的生理機制。久而久之，杏仁核的啟動門檻降低，觸發防衛行為的疼痛條件愈來愈簡單，杏仁核分泌的壓力荷爾蒙也就愈來愈多。研究亦顯示，慢性疼痛會改變體覺皮質（somatosensory cortex），使身體將各式各樣的身體感知誤認為疼痛。

艾德也累積了許多被杏仁核視為危險的關連性觸發因素。長久下來，這份清單愈來愈長，他相信這些有害行為必須加以預防，卻不自問是否合理。艾德列出清單的語氣十分沈重，垂頭低語，同時掃視房間各處是否有危險，深陷恐懼。

不論原因為何，杏仁核長期外顯警醒狀態以及所伴隨的過量壓力荷爾蒙，都讓我們彷彿活在有毒廢棄物掩埋場──亦即我們自身。

一旦焦慮的想法抵達杏仁核，後者就產生神經化學變化，刺激交感和運動神經，結果身體也不得不採取行動。脊椎動物的 4 種防衛行為是撤退、僵住不動、攻擊和投降。這些策略各自不同，但出現的組合和順序有很多變化，其表現方式也可能非常輕微，例如眼

光向下、頸子一縮、頭部下垂、緊張的笑容、瞬間恍神等。

我們很少體認到，防衛是驅動系統的轄區，但少了肌肉、神經、骨骼和關節，我們就無法撤退、僵住不動、攻擊或投降。短時間內，突然使用驅動系統來防禦沒什麼關係（例如逃離咬人的狗），但長年生活在反覆受到威脅的經驗中——不論內在或外在、具體或幻想，這套系統就會疲乏、受損。在日月累積之下，杏仁核的反應造成肌肉活動適應不良，從而限制了我們的運動能力。艾德的長期退縮反應，至少是肌肉疼痛的因子之一，與吉姆乾啞的嗓音、喬安僵硬的肢體以及柏利尷尬的跑步姿勢，如出一轍。

這種適應不良的驅動系統模式，也同樣在腦部留下感官印記。儘管機制仍未完全釐清，但此種刺激會使內心產生對身體的錯誤概念。亞歷山大稱之為 **錯誤的身體感覺認知**（faulty sensory appreciation）。生理適應不良及隨之而生的腦部感覺錯亂，如果長期反覆發生，會形成一種頑固的行為循環模式，我們幾乎無法控制，更別說自我察覺。

有位學生因為小腿刺痛向我求教。她說，一年多前她的小腿腓骨骨折。我觀察她的走路姿態有些許跛行的失衡狀態，這是她為了適應傷勢而衍生的動作。她的腳傷已經痊癒，但走起路來仍一跛一跛的，每踏一步，她的大腦就指示身體採取這套錯誤的驅動模式，儘管已經沒有必要，但腦部卻無法矯正補償性的動作。針對威脅性或疼痛的刺激，人腦能很快習得新的驅動模式，但一旦傷勢復原，

卻無法忘掉這些學習成果，恢復平衡的協調性。舊傷在腦中留下了二次傷害，而這套扭曲的自我認知，已主宰了她的每個動作。這問題不僅難以發現，更難理解。

學生說她的腿還在痛，並堅稱是傷還沒痊癒，她的錯誤觀念進一步增強了防衛行為——跛行。她對彆扭的腳步並沒有自覺。我點出她的姿勢錯誤以及她的肌肉和肌腱構成多餘壓力，恐怕就是造成她疼痛的原因，然而她卻聽不進去，仍認為走路方式正常，認為痛感才是問題所在。

典型防衛行為

僵固的防衛行為透過心理驅動系統呈現，但慢性恐懼和創傷卻讓這套系統嚴重失調，難以發揮作用。同時，內心對身體動作及狀態的理解也受到扭曲，這樣的自我認知錯誤更讓我們持續錯用身體。

對社會性動物（例如人類）來說，驅動系統還提供另一種常被忽略的防衛行為——我們的身體語言透露出我們的防禦策略。喬安緊繃的體態是一種訊息。(「我很難過。」) 柏利壓低頸子、垂下尾巴、躺在地上打滾的動作，則是給另一隻狗的訊息。(「我很弱，不必傷害我，我不會攻擊。」) 另一狗噘起嘴巴、低聲吠叫，同樣訴說著一種防衛訊息。(「我很強。最好不要惹我，否則你會自找麻

圖 8-1｜攻擊　　　　　　圖 8-2｜撤退

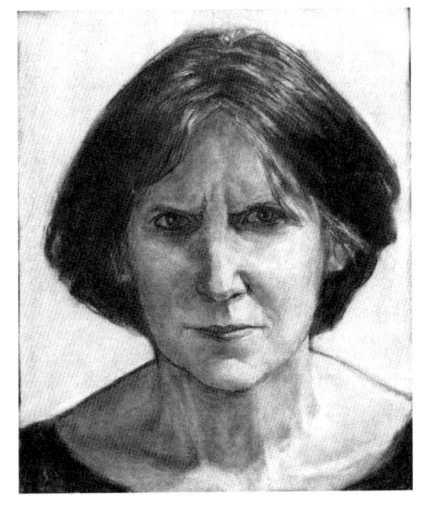 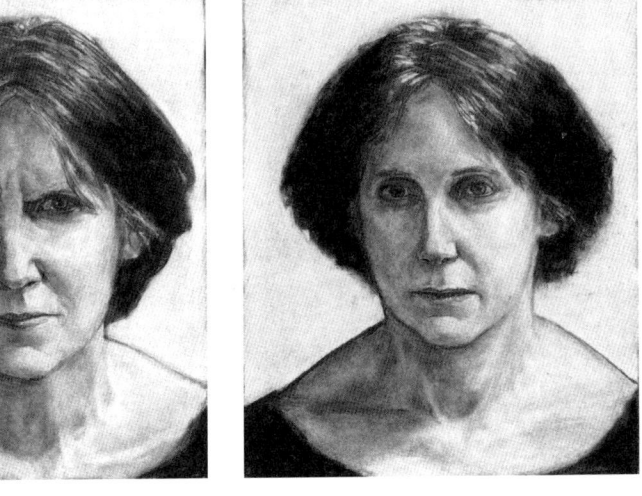

煩。」）

　　對臉部肌肉的強大控制力，給了我們一種傳達防衛訊息的微妙技巧。如果仔細觀察與你相遇的人之臉部表情就會發現攻擊（見圖8-1）、撤退（見圖8-2）、僵住不動（見圖8-3）、投降（見圖8-4）的徵兆。

　　恐懼的4張臉孔。注意眼神與眼睛位置的細微差異、嘴唇及下顎的不同表情，以及額頭皺紋的形狀變化。

　　這些訊息，也許是揚眉張嘴的驚訝、下唇和下巴微微下拉、下顎肌肉稍稍繃緊，或直直盯著的視線。你覺得這些沒用嗎？我們大

圖 8-3 ｜ 僵住不動　　　　　圖 8-4 ｜ 投降

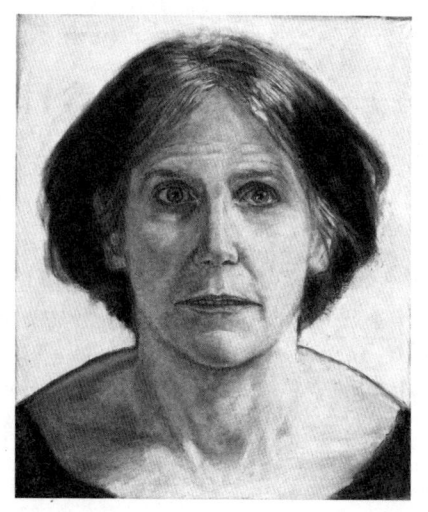 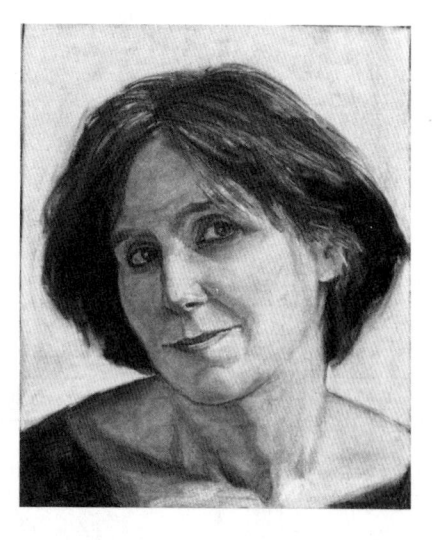

部分人都記得，家長或老師的一個嚴厲表情，就能擊潰我們的決心、改變我們的行為。

數十年下來，這套防衛訊息溝通模式愈來愈固定。曾經天真無邪的童顏，如今刻劃了各種無意識的防衛表情。

還有另一類防衛行為值得討論。長期感受威脅也影響精神的警覺性。有趣的是，無論在警覺性程度的哪一端，都會呈現某種威脅反應。其中一端變得過分警覺，不論是內在心理或外在環境，任何風吹草動都會讓這類人高度敏感，永遠注意潛在威脅且隨時反應過度。

光譜的另一端是缺乏警覺性的人，容易分心，對周遭一切漠不關心。他們似乎不太清醒，有時極度不願面對問題。他們感受不到自身行為的影響，或他人行為的意義，這種防衛策略堪稱「不知道就是最好的處理方式。」偶爾，這也提供某種優勢。由於防衛行為相當遲鈍，這類人較少對他人構成威脅。但不聞不問的代價相當昂貴。

不論過度警覺或缺乏警覺，杏仁核經年累月地警醒著都對一個人的心智警覺性產生不良的影響及反應。

身體感知的雙重角色

身體感知扮演了雙重角色，不僅帶來自我意識，也給我們更大潛能去選擇和控制自身行為。但既然身體感知是體內的自動程序，它也有可能刺激杏仁核，加深典型行為的惡性循環。

我們有可能誤解感官經驗。我有個學生把肌肉緊繃感誤認為放鬆感。吉姆誤以為喉嚨緊繃導致受傷，其實是恐懼感導致喉嚨緊繃。喬安以為按摩後的愉悅造成恐慌發作，因此決定中斷療程。誤解感受有可能使我們忽視或混淆病因。我們也可能會錯估療程的效果和優劣。

我們可能專注於錯誤的感受。舉例來說，我們可能注意到膝蓋疼痛，但卻沒察覺自己把重心放在單腳上，導致關節和周圍組織失

去平衡。或者，我們可能太過專注某種生理或心理痛苦，導致內心開始誇大這種感受的強度，同時抗拒或減少對其他感受的意識。太過專注於疼痛或其他感受，我們就不小心放大了這種感受，卻忘記了其他重要的感官線索。

我們有可能不斷回想某種感受，導致腦部喚醒記憶中的感覺。曾經遭受極度痛苦——不論生理或心理——的人都渴望消除感官記憶。身體記憶卻使我們一而再再而三地體驗創傷。

我們有可能誤以為某種不適感代表危險因此避免。西方文化有種普及化的觀念：所有不舒服的感覺都是壞的，一切愉悅的感覺都是好的。我們的整體文化忽略教育年輕世代，合理程度的不適感是可以容忍的，不必以防衛心看待。在某些情況下，這個技巧是恰當的行為選擇，但必須加以練習。

我們在下一章會看到，我們有可能太專注於威脅反應被觸發之後的感受，例如：心跳加速、肌肉顫抖，卻無法察覺原本觸發行為的感受是什麼。

09 焦慮與表演

舞台焦慮的鋼琴家布魯斯（一）

布魯斯是一位才華洋溢的年輕鋼琴家，有著中等身材、一頭波浪棕髮和一張娃娃臉。他在第一堂課對我說，他上台就會怯場，永遠當不了職業演奏家。

「我的肌肉會發抖，我覺得心臟在胸腔狂跳，很難呼吸。我沒法專心，會頭暈。我知道我改不過來。」

布魯斯現在上了 10 堂課。今天是第一次請他彈鋼琴，我一聽就感到他的琴技十分純熟。他驅動身體的方式有些不協調，但沒有太不尋常的問題。

偶爾，布魯斯會彈錯。我留神看著。每次手指按錯音，他的表情就更加嚴肅。他緊緊抿著嘴唇，下顎邊緣的肌肉鼓起。他的頸部肌肉也僵硬起來，造成他的頭部後仰，肩膀吊高。這份緊繃感蔓延到他的手臂和手指。他會憋氣（見圖 9-1）。

過了一會我請他停下。布魯斯轉過頭看著我，臉上滿是絕望。「你懂我的意思了吧。我不該彈錯的，我練很久了，但表演給別人看的時候，就會亂七八糟。我的手指不聽話。我只要想像有人在

圖 9-1 | 布魯斯坐著，擺出彈琴的姿態。肩膀吊高，頸部緊繃，造成頭部後仰壓著身體。他的手臂肌肉緊繃，手指僵硬。

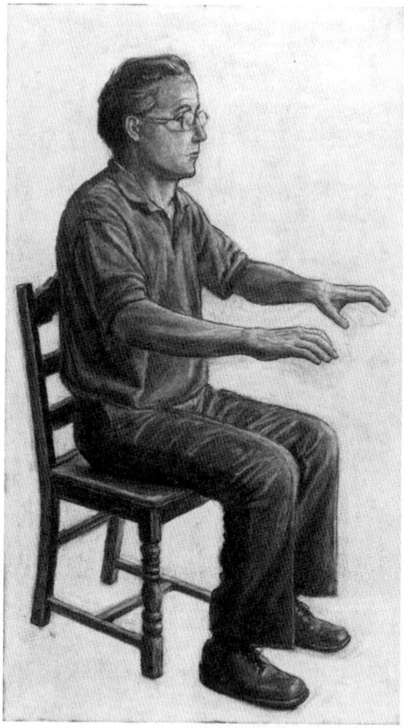

聽，身體就覺得怪怪的，然後就會彈錯。

印象中我一直有這個問題，現在更嚴重了。我小時候的老師很嚴格，我想是因為她吧，我永遠達不到她的標準。」

「你試過什麼療法？」

「我做過瑜伽，學習呼吸練習；我在表演當天運動；有時候我會吃貝他阻斷劑，以降低心跳和血壓。是有幫助，但讓我覺得有點抽離。我沒辦法很投入音樂。」

我指著他剛剛彈錯的一段樂譜，請布魯斯再彈一次。他犯了同樣的毛病。

「你彈琴的時候腦子裡想什麼？說得出來嗎？」

「我開始去想很難彈的那一段，希望不會彈錯。當時我在想那段音符，試著把自己準備好。我有個老師教我眼睛先看後面的樂譜，在心裡準備比較難的部分。」

「還有其他想法嗎？」

「我知道你在看我，在想你覺得怎樣。」

「你再彈一次好嗎？看看還注意到什麼。彈琴的時候，花點時間觀察自己，注意你的狀況，生理和心理都要。」布魯斯又開始彈，卻突然停住。

「發現什麼嗎？」

「那幾個困難的小節還沒來，我就更緊張了。」

「你說你緊張，意思是什麼？你怎麼發現的？」

布魯斯彈起同一段音樂，再度停下看著我。

「還沒彈到那段，我就覺得頸子和喉嚨有點僵。」

「哪一個先？是想到難的部分，還是覺得緊繃？」

「其實是想法先。下一個瞬間我才覺得緊繃。但只是很快閃過的一個念頭。我不知道算不算念頭，但腦中有什麼東西變了。然後緊繃感馬上就跑出來了，頸子有感覺，但很難形容。如果沒有跟你上課，我完全不會注意到。」

「布魯斯，你正在蒐集重要資料。換一段試試看。」

布魯斯換了一段，又再度碰上麻煩。不久後他停下來轉身看我。這回他的表情沒那麼嚴肅，反而顯得躍躍欲試。

「我本來彈得好好的。然後開始想比較難的部分，想預先準備。結果馬上就覺得頸子又繃緊了，然後手指就變僵硬，開始彈錯。但整個過程很快。」

「太棒了，布魯斯。你開始會注意恐懼感被想法啟動的那一刻了。就是因為這樣，你才會覺得身體怪怪的，也就是你說的怯場。如果我們能掌握這種感覺的出現時機，就找到切入點了。再彈一次。」

布魯斯彈琴的同時，我注意他的節奏變快了。不久後他又彈錯了。他馬上停下來看著我。「你知道這次怎麼回事嗎？」

「怎麼了？」

「我彈得很好。然後我就在想自己彈得不錯，結果一緊張就彈錯了。因為我覺得自己彈得很棒，反而更焦慮、更緊繃！」

「這個觀察結果也很好，布魯斯。你開始發現雜念冒出來的時機——即使你確實彈得很好也有可能觸發恐懼感——還有隨之產生的身心不協調感，兩者之間有何關係。你的想法會影響你的全部，不只是手指。想法會啟動神經化學變化，干擾彈琴的肌肉協調性，同時讓你很難專心處理眼前的任務。結果你就更容易去想一些會引發恐懼感的東西。這是一種惡性循環。」

布魯斯看出窗外。他沒回頭，自問，「這些問題都是我造成的，對吧？」

描述感受的語言不可靠

我們的心靈將身體感知融合成自我構念（self-construct）——

也就是一套代表「我」的自我概念。這就像內心有面鏡子，將身體感受構成一面圖案，並反射到我們的**意識**。當自我構念結合了我們的語言思考能力，我們就能討論自己，加以反思，並觀察它的一舉一動。我們的語言思考能力就像另一面鏡子，正對著原本那一面。語言讓我們能夠反射對面的鏡像。我們可以說某個具體感受是「我的」，選擇將注意力放在上面，加以形容，並不斷反覆思考。

更重要的是，心靈會在自我反思中推導出意義：「我覺得不太舒服。也許是昨晚那通電話吧。」

我們也基於這項解讀做出決定：「一定是因為那通電話。我以後不要在晚上打電話了。」

自我構念加上自我反思，兩種能力一旦結合，威力驚人。它們讓我們遠遠超越其他動物。但我們所不知的是，這兩面鏡子有可能出現瑕疵。我們的感官意識有可能不完整也不精確。我們對感受賦予的意義只不過是盡力揣測，而語言是一套符碼，只能模仿出我們的狀態。隨著年歲漸長，我們的鏡面愈來愈扭曲，製造和反射的自我形象也就愈來愈失真。

由於我們有用之不盡的詞彙，可以描述和形容我們的感受，我們的用字遣詞往往前後不一。而且也可能造成誤解。今天你也許會說你覺得不放心，但同樣的感受到了下星期，可能會被你形容為疲倦或憂鬱。你口中的焦慮，是別人所謂的興奮。長遠來看，針對某種具體感受，我們的用字遣詞不可靠也不一致──不論是對自己或

與他人溝通，而且兩個人可能對相同感受有不同的稱呼。

如果有不舒服或痛苦的感受，我們往往尋求診斷，使用更多語言來形容我們的狀態，但診斷就代表有病，以及病所隱含的一切意義。我們假設自己需要某種治療方式，只有醫師或醫療專業人員可以幫助我們。儘管自身引起的焦慮，能衍生各種病症，並可能嚴重影響健康，或產生幾乎無法控制的行為，但這些病症卻不是真正的醫學問題。沒有微生物入侵，沒有突發性創傷，沒有先天失調，只有無窮無盡的自我反射及內心的扭曲形象，其驚人力量足以影響我們的行為，以及形塑我們的內在世界。

自以為是的真相

為了理解各式各樣的身體感知，尤其是恐懼和焦慮等令人不安的感受，我們也使用語言來自我建構故事，有時複雜得不可思議。我們的故事讓南轅北轍的感受得以攜手共存，但我們卻沒發現，它們就像不堪一擊的茅屋，僅以片面理解、扭曲和揣測為基礎。它們是一套失準的參照標準，但在心中的地位卻愈來愈穩固，成為牢不可破的觀念，縮限我們的思想深度與行為選擇。這些觀念就像鏡中影像的一張快照，被我們內心永遠奉為圭臬——不容質疑的現實。由於這些觀念，我們不只深信自己只能住一間房間，還把自己反鎖在內。

布魯斯會怯場，他說是因為年輕時碰到一位嚴厲的老師。他相信怯場的原因是一件往事，既然往事不可能改變，他的內心也就認定怯場必然無解。艾德不知道為什麼會得纖維肌痛症候群。沒人知道。但他替每一個必須避免的關連性觸發因素，都發明了一套複雜理論來解釋。為了隨時避免這些觸發因素，他的世界愈來愈小，一切可能打翻既有觀念的新體驗，都遭到自我排除。艾德相信他的房門已經鎖上，連轉門把都不願意。

布魯斯專注於怯場的感受（心臟狂跳、胃腸翻滾、雙手顫抖），但這些僅是杏仁核啟動的副作用。長久下來，他的反應性愈來愈強，更害怕他感受到的恐懼感。布魯斯可以詳細描述焦慮感以及醫師的診斷。他可以重複自我建構的故事，這已經成為一種根深蒂固的觀念，用來解釋症狀的成因。但他卻沒注意到，正是這些想法和觀念，加深了他的恐懼。

總之，自我認知和自我反思這兩面鏡子，天生就不準確，加上後天習得的驅動協調不良，以及進一步的痛苦、傷勢和其他創傷經驗，更可能會愈來愈扭曲。這張殘缺不正的自我形象，又因為我們給自己（及他人）的故事而進一步變形，最後我們自以為的真相成為內心根深蒂固的觀念。

有意識的選擇

我們可以利用自我意識和自我反思，走出另一條路。我們無法指揮杏仁核，有意識地不要把某種刺激視為威脅；一旦發生，我們就會進入防衛行動。但我們可以自我察覺外顯行為，並選擇不同的行為方式。

艾德下課之後，我本以為他不太可能再度來電。我知道我的說法與他為了支持自衛行為所編造的故事相互牴觸。他的反應並不令人意外，他保護了他的自衛機制。但一年後的某天，我接起電話，另一頭的艾德希望再約一堂課。我問他過得好嗎？

「我想了一下你說的話。之後開始接受物理治療。我告訴他想強化手臂肌肉，他帶我做了一些運動。上星期上課，他說我從去年到現在力氣大多了。」艾德相當自豪地接著說，「我想是該回來看看你了。」

好消息是，透過有意識的選擇，我們可以改變自身的防衛行為。當然，在恐懼反應的制約下並不容易，但有時我們可以停下來，重建內心的自我現況，並做出不同的選擇。

壞消息是，最終我們可能只是用一種防衛行動取代另一種，但兩者都有害無益。此外，當初啟動防衛行動的因素並未改變，而我們已經知道，那常常來自幾乎無意識的念頭和感受。選擇不同的行為反應，是一種選項，也可能有幫助，但絕非解決之道，只能讓我

們在防衛機制啟動之後，有機會改變最終產生的行為。

布魯斯正透過課程學習，如何辨認產生恐懼反應的感受和想法。他逐漸發現內心鏡子和隨之而生的觀念並不準確。掌握了這些發現，他就有能力修復鏡子。他已經準備學習自我矯正的技巧了。

10 注意力、自覺與有意識抑制

舞台焦慮的鋼琴家布魯斯（二）

「布魯斯，你照我說的試試看。這次你彈的時候，只要發現又分心了──不管想的是我、困難的段落，或彈得多順──或只是單純注意到頸部和肩膀開始緊繃，我希望你在心裡對自己說：我沒有在彈琴。」

布魯斯轉過頭看我，挑著眉毛，「你要我想我沒在彈琴？這有意義嗎？」

「是，我知道聽起來很怪，但請你配合我一下。彈到困難的地方你就會緊張跟焦慮，對吧？」

布魯斯點頭。

「那你走在路上的時候呢？會怯場嗎？」

笑容在布魯斯的臉上綻開。「當然不會。」

「為什麼不會？」

「因為我不是在彈琴！」他氣急敗壞地回答。

「沒錯。如果沒有鋼琴，就沒什麼好怕的。如果你只是坐在鋼琴前面，手放在腿上呢？」

布魯斯再度轉身面對樂譜,將手放在大腿上。他沒說話。過了一會他又轉回來。「我更緊張了。」他靜靜回答。

「這就是我的意思。鋼琴是啟動鈕。你沒有意識到,但只要坐在鋼琴前面,你的大腦就已經開始思考:我要彈琴了。你只要坐在鋼琴前面,心裡就多少知道接下來要做什麼,結果會怎麼樣。」

「會彈錯?」布魯斯說出我沒講的話。

「你說對了。你的大腦已經學會把鋼琴納入聯想。連琴鍵都不用碰。光看著鋼琴的神經刺激,就被大腦認定是一種威脅,啟動一連串恐懼反應,其中一部分以某些感覺的形式回到你的意識。你發現之後就會說你覺得焦慮。

我們換個方式,試試看另一個稍稍不同的體驗。請你坐在鋼琴前面,手放在大腿上。注意焦慮感,但告訴自己你沒有在彈琴。安靜地在腦中重複思考這個念頭,看看焦慮感是不是減輕了。如果有的話,就把手放在琴鍵上,看看會有什麼反應。」

布魯斯靜靜坐在鋼琴前,雙手放在腿上。有幾分鐘他沒動也沒開口。接著,他把手放上琴鍵。

「怎麼樣?」我在他回頭時發問。

「我一開始坐著的時候有點焦慮。不會太劇烈。我告訴自己我沒在彈琴,所以沒什麼好擔心的,然後我慢慢覺得好一點。然後我就把手放上琴鍵。」

「你注意到什麼?」

「我的心跳開始加速。」

「好,很好。所以看到鋼琴會觸發反應,然後把手放上琴鍵的反應更大。很好,你學到和觀察到的愈來愈多了。你再重複一次。把手放在腿上,想著沒在彈琴,直到冷靜下來為止。然後把手放上琴鍵,注意你的反應,然後再對自己說一次『我沒有在彈琴。』手不要拿開,重複這個想法幾分鐘。」

布魯斯面對琴鍵,同樣地把手放在腿上。幾分鐘後他把手放上琴鍵。他的手停留在琴鍵上好幾分鐘,然後又放回腿上。

「這次怎麼樣?」我問。

「手一開始放上琴鍵的時候,我非常緊張。我覺得頭往後縮,頸子變得僵硬,手變得很重,很難呼吸。然後我告訴自己我沒在彈琴,過了一會我的身體就放鬆了,我的手變得比較輕盈,我的呼吸順暢起來。」

「太好了,布魯斯。你正在學習改變想法,所以也改善了肌肉的緊張程度,還有你的焦慮感。」

「這回,你先重複前面兩個步驟:手放在腿上,心裡想我沒在彈琴。冷靜下來之後,把手放上琴鍵,繼續想我沒在彈琴,讓手指放鬆。覺得舒服一點之後,就可以開始彈了,但只要你發現自己又開始有雜念或緊張起來,就停下來,手放在鋼琴上不要動。不要把手拿開,繼續放在琴鍵上,告訴自己我沒有在彈琴。等到冷靜下來再繼續彈。」

「每次你發現有雜念、肌肉緊繃，或焦慮感跑出來了，就請你停下來。即使才重新開始一兩個音也沒關係。每次停下來都給自己充分時間，不要急著繼續彈。心裡想我沒在彈琴。等那些焦慮感完全消失。懂嗎？」

布魯斯點頭，把手放上大腿等待，然後擺上琴鍵。暫停片刻才開始彈奏。他很快又停住。一分鐘後他繼續彈。然後他又停下來，靜靜等待，重新開始。他持續彈彈停停，大約 10 分鐘之久。

他頸部和肩膀的緊繃感逐漸消失（見圖 10-1）。他不再經常停下，節奏變得平穩，錯誤也減少了。

當他的手從琴鍵上移開，我問道，「這次你注意到什麼？」

圖 10-1 │ 布魯斯坐著，手擺出彈琴姿勢，想著「我沒有在彈琴」。頸部肌肉稍稍放鬆，使頸部得以向上延展，頭部也得以移動到前上方。他的肩膀向兩側拉開，手臂較為放鬆，手指完全舒展。

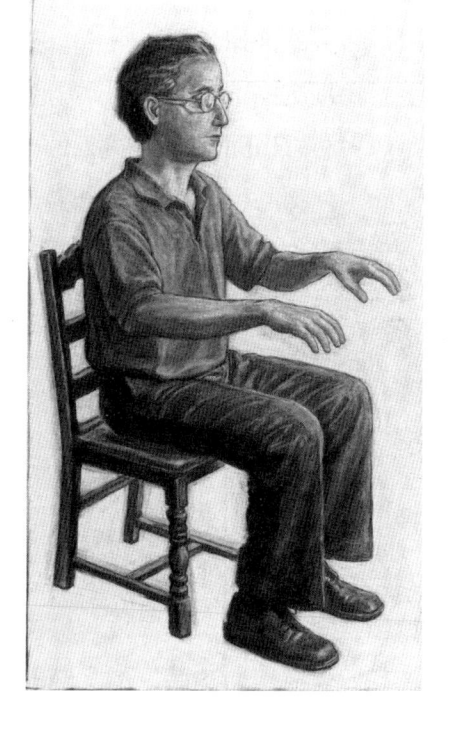

　　布魯斯沒有馬上回應，眼光停留在琴鍵上。「真有意思，」他緩緩開口。「起先我一下子就停，但後來愈來愈簡單。我比較不容易分心了，不會一直焦慮，我也覺得舒服多了。這讓我發現我彈琴常常不專心，我想我其實沒有很專注在音樂上，尤其是這首曲子我這麼熟。只要我開始胡思亂想，我身體的感覺就會不一樣。我現在感覺得出來了。不知道為什麼，雜念會讓我的頸部和手臂肌肉僵硬，然後就會彈錯。

　　我每次停下來，照你說的心裡想我沒在彈琴，結果好像就會變冷靜，心思也回到正軌。我不再覺得像無頭蒼蠅一樣。每次我重新開始，就彈得更順利。我的思緒更清晰，手指更靈活了。」

　　「很好，布魯斯。你彈琴的時候開始跟自己有連結了。不只是在對的時候用手指去按對的琴鍵，你也必須跟自己的身心連結，包括所有的念頭、動作和感受。

　　這次，你一開始還是重複一樣的步驟。如果發現愈來愈緊張或有雜念出現，就停下來。手留在琴鍵上，心裡想著我沒在彈琴。然後，等到冷靜下來再重新開始彈，同時心裡繼續想我沒在彈琴。」

　　「這沒道理吧，」布魯斯打斷了我。「我怎麼可能邊彈邊告訴自己我沒在彈琴？」

　　「我知道聽起來不合理，但其實蠻簡單的。你之前有辦法邊彈邊想著困難的段落快到了，可能會彈錯，對吧？」

　　「對。」

「現在你要邊彈邊告訴自己我沒在彈琴。」

布魯斯搖搖頭，但依然轉過身面對鋼琴，將手放上大腿。一分鐘後他將手擺上琴鍵不動。幾分鐘後他開始演奏。偶爾他會打斷自己，但繼續將手放在琴鍵上，然後重新開始。彈彈停停大概十分鐘後，他開始不停演奏。我注意到他的手指變得更流暢、更有自信。他的節奏平穩。現在，琴音多了一份活力，好比他穩穩乘在海浪頂端，感受到波浪的能量支撐著他，同時借力向前滑行。布魯斯的演奏變得更平順有力，但他看起來輕鬆自在。

彈完整首曲子後，布魯斯轉身面對我，興奮的表情表露無遺，「感覺太棒了！」

我也微笑以對。「布魯斯，這次你彈得我都起雞皮疙瘩了。」

布魯斯回頭看著琴鍵，持續回想這股新的力量和內在的自我連結。他持續笑著說，「如果繼續這樣練習，我覺得一切都可能改觀。」

有意識的抑制

我教導布魯斯的這套流程，是為了幫他注意細微的身體感知以及轉移專注力的時刻，兩者都是他之前毫無自覺的。他正學習辨認恐懼感的**觸發因素**（initiating triggers）。之前的幾堂課以找回彈琴時的全身驅動協調性為優先，使他能較易學會這套流程。學會如何

消除肌肉緊繃，找回感知內在的能力。對於觸發更加敏感之後，請他一有感覺就停止彈奏，並插入一個新的刺激——沒在彈琴的念頭。

布魯斯的反應跟大部分學生相同。「什麼？幹嘛這樣做？一點都不合理。」他們總是這麼說。

思考不做某件事情似乎很詭異。而當我們正在做某項活動的時候，還要想著自己沒在做，無異是天方夜譚。但布魯斯嘗試之後，卻有了驚人的轉變。他發現自己感到更冷靜、更不容易分心、更放鬆了。他的手指更加流暢，錯誤也變少了。

布魯斯學到的思考方式，基本上就是取消他自己給杏仁核的訊息：「我沒有在彈琴，所以不用拉警報。」改變自己的思緒，也就改變了內心的反應。既然想法能刺激杏仁核產生焦慮感，也就能減少或避免刺激，間接改變他的神經化學變化和防衛反應。這不是有意識的選擇，而是有意識的抑制。這種能力是透過有意識的想法，在神經化學層次阻斷不想要的體內變化，進而改變你的身體行為。

我們將在第三部分探討有意識的抑制，從我自己探索這項重要技巧的故事開始。我也將引用神經科學最新研究，幫助我們理解抑制背後的生理學基礎。接著，我們將看到這項技巧的應用：第13章要回顧的故事，是我如何教10歲兒子學會有意識的抑制，讓他更能看準飛過來的棒球，提升打擊能力。我們將回到愛琳的例子，看她如何學習抑制技巧，減少肌肉緊繃，改善驅動系統。最後，在第三部分尾聲的自我體驗單元，你將有機會學習這項關鍵技巧。

學放鬆，改正錯誤姿勢
How You Stand, How You Move, How You Live

03
第三部分
你如何思考？
想法能改變一切

11 倫敦美好的一天，我毫無所感

　　一個美麗的七月天午後，我抵達倫敦藍斯頓路 18 號，準備上一堂亞歷山大課程，講師是凱林頓（Walter Carrington），全球知名亞歷山大技巧教師。我們聊了整堂課，凱林頓的手則溫和地促使我的肌肉不再緊抓著骨頭。他請我坐下、起立，再三反覆，以我難以領悟的方式重建我的身體。我發現我的肋骨輕鬆縮放，充滿韻律地吸入空氣再用力排出。我的背部完全伸展開來。我的腳不再緊緊抓著地面。

　　我靠什麼站直的？

　　過程中，某種神祕力量似乎將我繁忙紊亂的心思，送進了一片寧靜遼闊的空間。

　　這似乎一點也不值得意外。只不過是我的老師精采教學，讓我再次體驗筋骨年輕十歲帶來輕盈靈巧的感受。數小時之後的半夜，我才意識到某個東西不太尋常。我從睡夢中醒來，發現下背部的肌肉——以前鑽研舞蹈導致窄瘦緊繃的背——放鬆了。感覺彷彿我褪下外皮張開雙翼，接著又毫無重量地飄落。我從未有過這種經驗，我試著保持清醒，希望讓感受延續久一點。

　　我在床上翻身面對新的一天，第一個念頭是肌肉放鬆的感覺不

見，同時也模糊感受到有別的東西在消失，彷彿我在一場熱鬧派對入睡，醒來大夥兒都跑光了。是什麼呢？我起身走進廁所，一面思考各種可能性。接著，我猛然醒悟。我不只感覺不到背部肌肉放鬆，我完全失去感覺了。

我的身體跑哪去了？

那天稍晚，我邊走在倫敦街上，邊低頭看看身體還在不在。要不是看到身旁景物向後消逝，我還真不知道自己正在前進。我有一些細小的感覺，例如臉上和髮梢吹過的風，但身體動作的內部訊號被關掉了。我決定違反體內的怪異力量指揮，把步伐加大。突然間各種感受再度湧上，「肌肉」似乎開始動作，努力搬動我的「身體」。我再把步伐縮小。一瞬間似乎有某種外力接管了我，我的身體與心靈幾乎分家了。

我似乎可以選擇：只要我願意就能奪回主導權，回到過去使用身體的舊習慣，還有隨之而生的身體感知；或者，我可以把自己交給這股外力，繼續受這套未知但美好的肢體協調方式任意擺佈，並拋開一切不安感覺。做決定並不難。竟然可以逃脫隨時興風作浪的身體感知，讓我既著迷又興奮。少了各種感受的干擾，我的心情平靜下來，心思相當專注。就好像我已在高速公路旁居住多年，對呼嘯而過的車輛聽而不聞，然後有天搬到了鄉下，才第一次認識寧靜。我不再過濾外界雜訊，腦中一片清澈。

這個奇怪現象持續大約一個禮拜後，逐漸消失。我不懂自己發

生了什麼事，但我相信這次經驗會不斷在腦海中盤旋，背後的意義將慢慢浮現。此刻心中單純的讚嘆已讓我十分滿足。就像我跟一位朋友形容的，我好比找到一盞古燈，摩擦幾下，就有神燈精靈被召喚出來，給我一個珍貴無比的禮物：窺視，不是預測未來，而是我從不知道的身體潛能。

我逐漸體會到自己對肌肉運作的感覺，依賴有多深。肌肉緊繃感讓我知道我還活著、讓我相信我必須更努力、讓我確認我正在執行大腦下達的命令。我終於懂我哪裡搞錯了，我的邏輯推論存在一絲裂縫。但其實根本不必那麼多慮。我不只擺脫了下背部的緊繃感，更不再誤解這種緊繃感的必要性與重要性。我努力向朋友解釋：重點不是我覺得自己改變了，而是我的內心可以換一種思考模式。

接下來數月，我挖空心思，希望能重新找回那種體驗。然而在過程中許多對教學的問題和憂慮也再度浮現。為什麼每每下了課，我反而更疲倦、更緊張了？為什麼等待學生抵達的過程中，我都有種特殊的焦慮感？我知道我的學生收穫很多，但為什麼他們不能像凱林頓對我那樣，讓我用手矯正之後就完全放鬆？

後來我才開始了解，凱林頓幫我消除多餘肌肉緊繃的那一課，功效堪稱前所未見。他的手讓我達到新的自我抑制境界。否則要如何解釋在半夜神奇放鬆的肌肉組織？以及全身活動時驚人的輕鬆感？

　　倫敦經驗成了我腦海中的一盞明燈，看來我所有的問題的解答，都指向一個關鍵方向——基本上，我對於有意識抑制的理解和練習還不夠。我的結論是，這項技巧改善生理及心理健康的潛能，比我想像中更大。如今我決心破解它的祕密——學習如何有意識和反覆地使用這項技巧，讓我曾經體驗過的美好轉變，再度出現。

12 發現心靈的思考力

　　為了尋找解答的線索，我重讀了亞歷山大發掘自我的故事「技巧之沿革」。他觀察鏡中的自己，發現每次一動說話的念頭，就會過度緊繃肌肉。然後他告訴自己不要說話，緊繃感就隨之消失。我把亞歷山大的自述，與亞歷山大師生世代傳承的教學重點做了比較。我們強調當自己意識到某項刺激會觸發反應，就靠抑制技巧來中斷反應，改變想法。它可以在身體反應時創造一個空檔，提供新的選擇，讓我們能做出不同的決定。

　　舉例來說，我們可能決定出門散步，但透過抑制，我們可能選擇留在家裡。我們可能發現肌肉緊繃，於是決定不要用力。我們可能注意到情緒湧現，譬如想對別人大吼，於是壓住這份衝動，以深呼吸取代。

　　現在，我發現這樣的解釋不夠充分。亞歷山大不只決定了說話或不說話。他是在內心思考不要說話，根據他的自述，他在腦海中不斷重複這個念頭。

　　我詳細翻閱了亞歷山大學生描寫的上課紀錄。賓克利（Goddard Binkley）在 1952 年的日記中寫著，亞歷山大強調「釐清**不為**（抑制）的概念非常重要……為了想出如何讓學生有效理解這

點，他已苦思多時。」賓克利還提及，亞歷山大告訴他，「我經年累月不斷練習抑制，身邊沒人提供我任何捷徑。我一直努力，直到有天我從椅子上一躍而起，毫不費力。我瞬間站起來了。」還有一次，「這是最核心的原則——不是做，是想。光靠念頭就能改變身體活動。這是最難理解的原則，大家都搞不懂。但我們知道有用。可以現場示範。」

我尋思，如果抑制只不過是做出不同的決定，亞歷山大顯然不必「苦思」如何向學生解釋，或花這麼久的時間練習。

他思考不說話的方式，是不是有什麼不同，才讓他的聲帶問題大幅改善？如果是，為什麼他的想法有效，我的卻常常失靈？

我決定跟隨亞歷山大的腳步。我坐在椅子上，反覆在心裡想著「我沒有要站起來。」一開始我覺得很丟臉。我在幹什麼呀？接著，我開始感到肌肉的某種備戰狀態逐漸消失——若不是感受到緊繃感緩緩散去，我根本都不知道它的存在。我的呼吸變得更加深沈。我覺得更平衡、自在。我並沒有決定停止某個動作，換成另一個。我只是單純坐著不動，心裡想著自己沒有要站起來而已。光是這樣一個念頭，就能促成身體變化——有好處且意想不到的變化？我並不是決定叫肌肉放鬆。到底這怎麼發生的？

我開始推論：肌肉活動的前提是神經活動，因為肌肉沒有訊號就不會動，而訊號又是起源於大腦，透過神經傳遞的。這代表當我在心裡想著「我沒有要站起來」之類的字句，我其實在改變神經和

腦部活動。這套邏輯很簡單也很容易上手，卻讓我感到惶惶不安。彷彿遭受土石流沖刷的大石頭，我堅信不疑的立場開始鬆動了。我踏入一片從未涉足的領域。

前額葉皮質監管全身整體運作

這片領域就是神經學，以及近期對於心靈及意識的研究。達瑪修（Damasio）、哈伯森（Hobson）、拉馬錢德朗（Ramachandran）、戈德堡（Goldberg）和其他人的大作，開始成為我的書架常客。我對大腦額葉相關研究著迷，尤其是**前額葉皮質**（Prefrontal Cortex），亦即位在眼睛上方和頭骨前方的腦部區域。學者發現從演化角度來看，這是大腦最新的區域。它也是人類長大過程中最晚發育的區域，直到 20 歲出頭功能才完全成熟。

重大科技突破帶來了腦部顯像技術，例如功能性核磁共振造影（fMRI）和正子斷層掃描（PET）。它們能產生腦部活動的影像。當觀察對象依指示進行某動作，隨著血流增加，代謝加快，他們腦部特定區域的顯示顏色就會愈來愈紅。其他腦部區域則因為代謝減緩而呈現綠色和紫色，代表活動和血流減少了。透過這些影像，神經學者得以將觀察對象進行的活動，對應到所用的腦部區域。藉此，學者發現前額葉皮質就像交響樂團的指揮一樣。它並不彈奏某一特定樂器，而是監管整體運作。

　　舉例來說，前額葉皮質在下列任務中扮演關鍵角色：預先思考和計畫、注意身體狀況和正在進行的動作、調節情緒，以及很重要的控制衝動——也就是當不想要、不必要或不恰當的衝動、想法和行為在腦海浮現時，加以抑制。同時，它也協助避免腦部在各種刺激之間胡亂轉移注意力。

　　針對各種行為失常研究，例如注意力缺失症（ADD）、過動症（HD），或注意力不足過動症（ADHD），透過腦部顯像，發現上述病患的前額葉皮質代謝活動較一般人低落。這代表病患比較無法控制諸如過動、情緒失控，以及注意力分散等衝動。針對高度攻擊性人格者的研究，進一步證明了前額葉皮質對於控制衝動行為扮演重要角色。其中許多人的額葉曾經受傷，大部分是頭部創傷或出生時受傷，而腦部掃描顯示他們的前額葉皮質活性較低。

　　對於 ADD 及 ADHD 患者來說，利他能（Ritalin）和咖啡因等刺激物可能會減輕症狀，因為補足了多巴胺及血清素等，能夠強化前額葉皮質活性的神經傳導物質。（也許這就是為什麼，我還沒喝早上第一杯茶之前，記帳一定會算錯！）

　　愛荷華大學醫學院神經學家達瑪修（Hanna Damasio）的前額葉皮質研究顯示，請體驗對象思考快樂的念頭，跟思考憂鬱、擔心或焦慮的念頭相比，腦部活動影像天差地遠。快樂組的腦部掃描顯示前額葉皮質活動增加；相反的，其他組別則是皮質下區域的腦部活動較多。

有項饒富趣味的研究，藉由腦部掃描技術，發現業餘及職業音樂演奏家的腦部活動並不相同。業餘人士彈奏樂器時，影像中的運動皮質（負責動作）紅得發亮；職業人士彈奏時，則是聽覺皮質（負責收音）動了起來。這兩組人彈奏時，似乎習慣以不同方式用腦。業餘者專注在演奏的運動方面，指揮手指的位置和移動方式；相反的，職業人士則是思考想創造什麼樣的音樂。他們以想要的聲音為準，做出對應的肢體動作，完成特定動作本身反而不是重點。

學習能改變腦部使用模式

上述及其他研究顯示，學習足以大幅影響腦部機能的使用，這個結論非常令人震驚。大腦高階皮質活動似乎不如過去所假設的，純粹由基因遺傳決定。學習不只能夠左右我們思考的內容，更能影響我們思考的方式。以亞歷山大技巧而言，我們經常提起後天習得的錯用身體模式，但參考近期研究之後，更精準的說法是：我們使用身體的習慣，僅是一種外在呈現，它反映了肉眼看不見的內在使用習慣──後天習得的使用（或錯用）腦部的模式。

透過這些發現，我認為亞歷山大強調在心裡思考不說或不站，之所以功效卓著，很可能是因為他的思考模式跟我不同，就像職業音樂家的例子一樣。我曾經以為，只要把他的指示重複唸給自己聽，就會獲得同樣效果。但如果我跟他對不為的觀念有所出入──

如果我以不同的方式使用腦部——當然結果就會不一樣。

我進一步推論，如果 ADD 患者因為前額葉皮質活動較低而缺乏自我抑制力，難道一般人的前額葉皮質活動程度不會有高低之別嗎？個體間的差異是否比想像中更普遍？如果達瑪修的研究證明，只要思考快樂的念頭，就可以增加前額葉皮質的代謝活動，是不是就可能有意識地提高前額葉皮質活動，從而改善抑制機能？

整理大量資訊和想法的同時，我又想到前額葉皮質的位置恰恰好就在腦部前上方，這個巧合令人驚訝，因為亞歷山大明確指示學生要思考「前上方」。亞歷山大對於思考腦部前上方的建議，是不是一種增加前額葉皮質活動量的手段，才讓他有能力抑制有害的肌肉緊繃，修正發音機制？

我要怎麼知道自己的前額葉皮質活動量正常呢？我能有意識地學習改善它的機能嗎？更重要的是，沒有一位厲害老師——或腦部掃描技術——作為引導，我要怎麼找到這些問題的答案？

練習走上閣樓

有天我仰躺在地板上（亦即在 A 單元讀過的半仰臥放鬆法），按照亞歷山大的指示，告訴自己不要緊繃脖子，此時我突然注意到身體有一種微微下沉感。我再次想著不要繃緊脖子。結果又發現眼睛向下轉，同時胸口和喉嚨稍稍受到拉扯。呼吸變得較為受限，整

體意識似乎向內聚焦。我的**注意力**好像完全集中在內心剛剛點名的特定部位——頸部。

為什麼會這樣？

我重複同樣的指示。再度啟動了注意力朝下及朝內的相同反應。

有可能想著不要繃緊脖子，又不使注意力集中到這裡造成緊繃嗎？

既然不知道這種反應是否無法避免，或如何避免，我決定繼續密切注意身體，並在內心重複亞歷山大的指示。很快的，向下拉扯和向內聚焦的感覺再次浮現。反應不大，但十分明確。

為什麼我從來沒注意過？

數週後，我回想起亞歷山大建議想像頭部位在前上方，以及前額葉皮質也位在腦部前上方的奇怪巧合。我開始尋思，如果我想像頭部位在頸部前上方的同時，接受腦部掃描，會看到什麼結果。

這個念頭有可能影響前額葉皮質及其機能嗎？

我決定測試這個可能性，想像腦部前上方，將注意力集中在這個區域——彷彿在一間暗室中將一道光束射向前上方。不久後，我的雙眼向上轉動，我對自己和所處房間的意識似乎增強了。不知是我的想像，還是真的有一種變輕的怪異感覺，彷彿壓在身上的斗篷被解開了？

我反覆想著不要緊繃脖子的念頭。隨著注意力再度下移，熟悉

的反應一下湧了上來，像是心靈也在主動尋找我的頸部。然後我試驗新方法，在心中告訴自己：「想像往前上方的前額葉皮質移動，同時想著不要繃緊頸子。」儘管我有點不安，覺得自己不夠專心，但片刻後，我的呼吸變得深沈，背部肌肉放鬆了，全身遍佈著一種不斷擴張、變輕的感覺。

我相當入迷，坐在椅子上繼續體驗，指示自己將注意力集中在前上方。接著，我心裡想著不要站起。很快，我感受到一股鬆弛感，跟仰躺的時候差不多。愈來愈有自信的我，決定直接站起來。結果原本的緊繃感立刻湧上。我重新坐下，再度想著將注意力集中在前額葉皮質，同時告訴自己不要起立。緊繃感消失了。

接著我決定再次起立，再度感到肌肉出力。然而我發現，就在開始動作的前一秒，我的腦部似乎突然換檔。我決定起立的同時，注意力就立刻下移，放棄聚焦前上方的念頭。我的意識似乎聚焦在感受身體動態。站起一瞬間，我也注意到體內無聲的對話：「別把膝蓋靠攏，很好，現在頭不要向後倒；好，記得以髖骨為支點旋轉，腳跟保持著地，肩膀不要往前彎喔。」為了建立新思考模式的一切努力——告訴自己不要起立，同時注意前上方——在決定動作的一瞬間，就完全白費了。一旦動起來，意識會自然注意身體，透過感受來追蹤每個部位，決定它們該做什麼，同時掌握各部位的現狀。

我碰到一個難關——無法離開椅子。我可以決定起立，讓注意

圖 12-1 ｜ 屈膝仰躺在地，僅彎起右腿。頸部、背部、腹部及骨盆肌肉呈現不必要的緊繃。

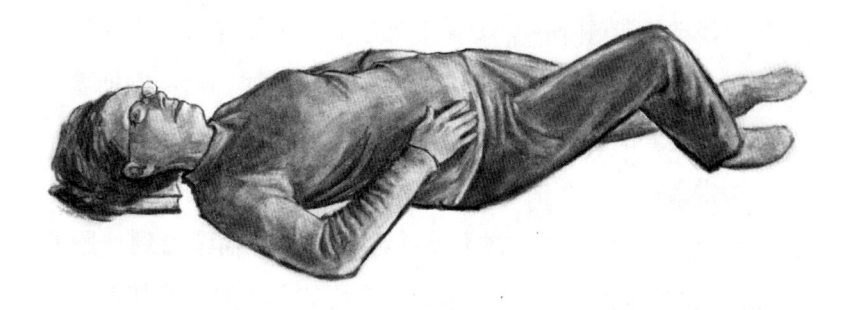

力像平常一樣向下集中，並使用過度緊繃的肌肉站起來。或者，我可以聚焦前上方，告訴自己不要起立，並感到緊繃感逐漸遠離。

　　我不肯就此放棄，決定降低難度，一次動一個身體部位即可。我再度仰躺在地，左腿伸直放鬆。我曲起右邊的臀部和膝蓋，使右腳稍稍拉近骨盆，平放在地。我決定看看，當我想著彎起左腿去對齊右腿時，會發生什麼事。

　　我決定彎腿的一剎那，就感到好幾塊肌肉緊繃──不只是左腿，還有背部、頸部和腹部。我重複這個動作好幾次。每回都啟動相同的肌肉緊繃模式（見圖 12-1）。我心想，這些肌肉出力應該是必要的吧。腿有重量。當然得用力才能搬動。

　　但需要這麼大力氣嗎？

　　我再度告訴自己注意前上方。這回我想像腦部是一棟有幾層樓的房子，並把腦部的單一特定區域──前額葉皮質──當成**閣樓**，

我全身最高的區塊。我一面把注意力放在這層閣樓，一面反覆告訴自己，「我沒在動我的腿。」我感到腿骨上的沉重感一波波退去，因為肌肉放鬆了，不再緊抓著腿骨，然而我並不知道自己正繃緊它們。我心中升起一片焦慮，似乎是為了填補緊繃感消失後的空虛。我依然停留在同一個路障前。

如果我告訴自己不要動腿，那我要怎麼移動它？

有一天，我發現我之所以相信腿動不了，是因為只要想著不動，肌肉自然放鬆，結果腿就感覺好像不能動了。反過來說，只要想著彎腿，熟悉的肌肉緊繃感就湧入體內，通知大腦隨時可以移動腿部。似乎就在同一瞬間，我的注意力向下移動（出了「閣樓」，進入意識的「地下室」），然後我完成動作。但當我想著不要動的時候，卻不會感受到肌肉準備就緒。面對身體的沈默，我的頭腦於是自行詮釋——感受不到腿，一定是沒腿可動。我覺得自己彷彿闖上一座古怪的夢幻島，我受到划槳的命令，卻找不到船。

那麼下一步我是否能無視不存在的身體感知，以及我對這個狀態的解讀。

我該如何完成？

我記得亞歷山大建議花大量時間練習抑制，於是再度想像進入我的閣樓，並重複不要動腿的自我指示。我進一步提醒自己我必須認真貫徹我的念頭。這場體驗必須是完全誠實的——不能一邊想著不要動，一邊偷偷感覺我的腿，準備隨時動作，否則會破壞所有努

力。就這樣，我度過許多漫長而痛苦的體驗，躺在地板上平放著一條腿，想著要動作，然後感到緊繃感出現，接著又想像上到閣樓，不要動腿，然後又忘記閣樓，決定做動作，於是緊繃感再度浮現，接著又以抑制想法將之移除……但腿還是沒動。

　　然而，漸漸地我似乎學到了什麼。我開始更加注意進入前上方閣樓的想法。我愈來愈清楚，注意力何時發生變化，進入我所謂的心靈地下室，並聚焦於身體感受，好像要追查感受來源似的。隨著我持續練習，我愈能掌握停止思考閣樓的那一刻，也愈能將心思導回正軌。過了一段時間，我學會一種新的能力：在思考的同時，也意識到自己正在思考。這個發現非常重要——將注意力集中在前上方閣樓的這個念頭，以及知道自己正在思考這個念頭，這兩者意義並不同。它們是必須同時存在的獨立活動。我必須同時想像閣樓且知道我正在想像，而且想著沒在動腿。

　　慢慢地，我的內心似乎浮現了一種新的腿部意識。它並非來自腿部的感受，而是我想到「腿」這個字的時候，從心靈深處湧現。我不必下樓到心靈地下室，尋找腿部肌肉的感覺。我可以停留在閣樓，想著不要動作，並在腦中召喚這個字的意義。有了這種更遼闊的新意識，我對於自身的整體感似乎更明確了，而不只是個別部位的集合。我一度覺得自己是高居王位的女王，等待臣民上朝晉見。

　　現在我終於有能力在腦中產生動作的**企圖**。我有辦法在真正決定移動腿部之前，就意識到我想要動腿。

圖 12-2 ｜ 屈膝仰躺，彎起右腿同時進行抑制。肌肉沒有多餘的緊繃。
頸部和軀幹完全伸展，骨盆沒有旋轉。

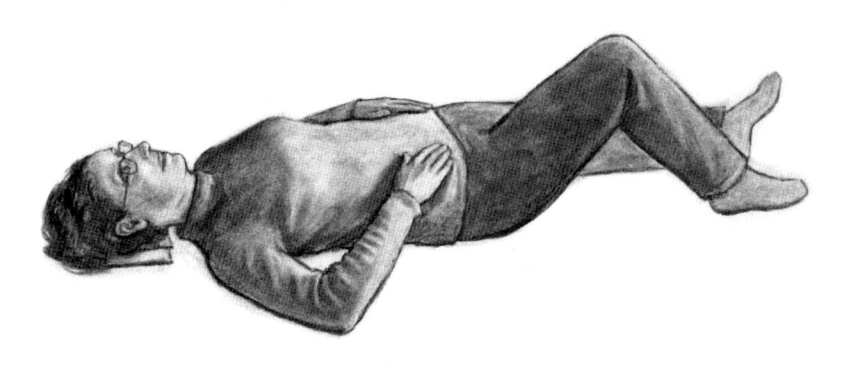

　　我沉迷於探索內心注意力、意識、意義和企圖的細微變化，導致我的腿——以及原本彎腿的任務——顯得不再急迫。後來當我正在把玩這些新技巧，突然間，未經有意識的決定，或收到身體的待命訊號，我的左腿就突然彎起，對齊了右腿（見圖 12-2）。更厲害的是，我的頸部、軀幹、背部或右腿肌肉，連一點點用力的感覺都沒有，就完成了動作。我的身體沒動。這種全新的運動方式似乎完全不必用力。驚訝二字不足以形容我當時的反應。

　　我馬上懷疑自己。一定是我的想像力作祟。我鼓起勇氣再試試看。隨著移動腿部的想法閃過腦海，肌肉緊繃感重新出現。接著我改用新技巧。5 分鐘後，我的腿彎起來了。肌肉並未有任何反應，也就不會因躍躍欲試而用力過頭。我完成了動作，但感覺好像什麼也沒做！

接下來的幾個星期，我持續練習。接著我嘗試舉起一條手臂。每次這種新的身體使用方式都讓我讚嘆不已。我的興奮之情難以形容，不是因為好笑，而是因為荒謬：我從未想像過，活動身體可以這麼輕鬆、簡單；我一輩子都拖著沉甸甸的四肢移動，但它們其實一點也不笨重！

我回到椅子上。將注意力上移到閣樓，告訴自己不要起立，結果感到緊繃感再度浮現，就像太過殷勤的女主人，還想把一盤盤食物塞給已經吃飽的貴賓。我提醒自己別決定做動作，也不要聚焦在特定感受上，只要上到閣樓，想著不要起立，同時在腦中召喚這個詞的意義。我提醒自己要站起來的企圖，但同時想著不要站起來。不知過了多久，我站起來了。我沒有決定要起立，但我已經站著了。感覺很虛幻，但我站著的事實不容質疑。我的新思考模式——不論神經系統發生了什麼事——讓我從舊習慣中解放出來，使我以一種從未體驗過的方式運用身體——除了跟倫敦那次經歷非常類似。看來我終於按照亞歷山大的指示調整動作了：「完全以想法為手段。」

練習抑制的意外收穫

我把新的抑制技巧應用在課堂上，結果體驗到各種令人驚喜的好處。下課後比較沒那麼累了。我不再像以前一樣，過於注重動作

時的身體感受，因此更有整體的自我意識。我不再把所有注意力放在自己或學生身上，我現在有辦法在同一時間意識到我們兩人。我的觀察力更敏銳了。我覺得情緒更加平衡。學生的問題不再像以前一樣深深困擾著我，我對自己也不會太過嚴厲。

亞歷山大使用「我沒有要站起來」、「我沒有要說話」等非常概略而不具體的字句，做為抑制指示，如今我開始明白有多重要了。這與我過去的方式非常不同，我原本會指示自己，某特定部位必須停止某特定動作。舉例來說，我當初以為如果要成功抑制，就得知道哪些肌肉會讓背部緊繃，這些肌肉位在身體何處，以及動作的特性為何，這樣我才能具體告訴自己，這些肌肉應該做別的動作。為了確認上述條件，我將注意力放在肌肉傳來的感受。這種「靠感覺確認」法雖然某種程度有用，卻僅僅改善了身體特定部位的機能。它無法產生輕鬆活動全身的整體效果。

我發現這種新思考模式也改變了我的角色：我不再擔心我是否變了，動作有沒有走樣。整體來說我比較安心。我開始相信一種新的身體協調方式會自然出現，因為它似乎不受我的意識控制。我過度認真、不想犯錯的心態也終於放下了。

既然這種新的思考模式，對教學課程以及使用身體的方式影響如此之大，我開始思考還能應用在哪些方面。一晚，我從熟睡中醒來，肚子突然抽筋了。起床活動無效，吃東西也沒用。我回到床上，心想反正體驗一下也不會怎樣。我想像進入前上方的閣樓，對

自己說，「我不知道為什麼會抽筋，但或許是我自己造成的痛苦。不論我在做什麼，我都希望**停止**。」大約重複這個念頭 10 分鐘之後，我睡著了。一早醒來我雀躍極了，因為我知道腹痛在半夜某個時刻完全消失了。

隔天我等待新學生出現時，緊張地做著半仰臥放鬆法。我跑上閣樓告訴自己，「今天不用上課。」課前焦慮就此消散。

另外有一次，我發現自己失眠，擔心第二天會很累。「我明天沒什麼事要忙。」我對自己說著說著，就進入了夢鄉。

還有一次我胃酸過多，消化不良。斷斷續續的症狀愈來愈嚴重，持續一星期後，我決定嘗試抑制技巧。我屈膝仰躺，上到閣樓想著，「我不知道我怎麼會把自己弄成這樣，但我希望停止。」我重複這個念頭約 20 分鐘，但情況沒有改善。我決定不要期待情況立即好轉，而是每天花點時間抑制這種體內反應。第三天我的症狀消失了，沒有再復發。

每年春天我必定打噴嚏、鼻子發癢、淚流不止，相當痛苦。有天我發現一早醒來鼻子是通的，但過了幾分鐘——一旦我意識到鼻子發癢之後——就又鼻塞了。我是不是每次意識到鼻子發癢，就產生某種慣性反應，導致鼻塞出現呢？我上到閣樓想著，「我沒有對鼻子癢產生反應。」只要過敏源太強烈的時候，我就會重複這個念頭 10 分鐘。儘管沒有完全消失，我的過敏反應開始慢慢減弱了，我吃抗組織胺的頻率因此大幅下降。

　　上述和更多其他體驗讓我知道，我對體內各種感覺的反應太頻繁了——從感受動作中的肌肉緊繃，到其他日夜不斷的輕重疼痛和不適。這些身體感知抓住了我的注意力。它們持續愈久，大腦就愈容易接收，就好像一道光束對準了製造感覺的身體部位。接著，我的反應會延長並放大這些感受，就像有聲波在體內看不見的高牆之間來回震盪。某種程度上，我強化了這些感受，也惡化了感受背後的問題。

　　由於個人的痛苦遭遇，我有段時期壓力很大，因此不斷嘗試練習抑制。我每天花一點時間半仰臥放鬆，提醒自己上到閣樓，告訴自己不要對此刻的激動情緒有太多反應。這不是壓抑或否定。我知道發生了什麼事，也知道我的感受。我了解我的困難。我沒有嘗試讓痛苦情緒消失，只是希望自己不要有反應。我太過重視不安感的習慣，會讓這些感受在意識中放大。我的神經系統因此過度敏感，無法放鬆。我告訴自己不必這樣，我也知道如何預防。

　　我的練習有了成果，沒想到在當時的情況下，我的思緒竟然變得比想像中更冷靜。我晚上睡得著了，白天工作時，頭腦也能維持相當程度的平靜。情緒起伏不再霸佔我的注意力。我的精神狀態多了一分彈性，讓我從不同角度思考問題。每次我的壞習慣一出現，再度與痛苦、擔憂和悲傷的感受連結，我都更加警覺。於是，我就以抑制想法來解開肩膀上的情緒重擔。知道發生什麼事的朋友們常常問我，「你怎麼還有辦法正常運作？」

「靠亞歷山大技巧。」我回答。

接著，我把注意力轉向學生。我密切觀察他們。當學生按指示「放鬆頸部」，或避免頭部後仰等身體習慣，或想著不要起立，我發現隨著他們的注意力向內集中在某個身體部位，他們的眼睛也跟著向下轉動。他們的臉變得比較僵硬、嚴肅。雖然我請他們思考不做任何動作，他們卻嘗試去感受，想著身體該有什麼變化，並且透過肌肉去產生這項變化。

有天，我請一位學生想像注意力往體內的「前上方」集中，就像在眼睛上方的腦部區域點亮一盞燈。機會似乎不大，但我注意到他本來向下的眼睛往上轉動，而且感覺到他的肌肉放鬆了。受到鼓舞的我，繼續測試下一位學生。這位學生來上課是因為頸部嚴重緊繃。前幾堂課我幾乎轉不動她的頭。過了幾個月，進展也很有限。然後，我教她上到閣樓，想像不要緊繃頸部。不到幾秒鐘，我已經輕鬆轉著她的脖子了。

後來，許多學生都有過類似經驗，緊繃感突然放鬆。另外一些人的動作變得更輕盈自在。慢性疼痛患者表示疼痛大幅減輕。另外還有人說自己變得更冷靜，比較不憂鬱，也睡得更好了。他們一邊學習有意識、有技巧的進行抑制，一邊打開了更寬廣的探索自我之門。

消除既定成見

然而，儘管這個方法帶來成功，我卻碰上了一項意外的挑戰——既定成見的問題。當我告訴學生，思考方式可以成為一種關鍵工具，能減輕壓力、改善疼痛和創傷，以及拓展人生，很少人真的相信我。既然他們不相信我，他們就無法完全投入學習抑制的過程，也就感受不到相同的結果。

美國《精神病學期刊》有一篇研究憂鬱症患者的精采體驗。一半受試者拿到抗憂鬱藥物，另一半則是安慰劑。兩組病患中自認症狀改善的人數差不多。但後續腦部掃描卻顯示結果有異。服用安慰劑的病患，前額葉皮質活動增加；服用抗憂鬱藥物的人卻沒有，他們的掃描影像與服藥之前相同。

這項研究支持了前額葉皮質具有調節情緒功能的理論。但它還帶有另一項重要訊息。吃下糖錠而改善各項症狀的這批病患，長久以來被訕笑是自己騙自己。現在看來，這些人反而完成了多數人無法達到的成就。藉著自己吃了藥的信念，他們重新改造了腦部活動，變得更健康。他們並未有意識地下決定。他們不知道會有這樣的效果。到底是什麼力量促成改變？因為他們相信吃下去的藥物能夠改善病情。藉由吃藥，即使只是一顆糖錠，他們就改變了思考模式：他們想著要克服症狀。結果，他們的腦部似乎知道如何將想法化為現實。

　　這項研究的後續發展十分有趣。服用安慰劑並感到症狀改善的憂鬱症患者，被告知自己吃的是安慰劑之後，症狀全數恢復──全部受試者當中只有一人得到正確結論：是安慰劑改變了他的想法，結果他克服了憂鬱症。

　　這項研究有助我們了解，即便是一個單純的信念也許就能影響健康。問題不一定總是我們的基因、生理結構，或有毒的外部物質。也許是我們的思考模式。教導學生抑制的難處在於，為了讓他們感受到抑制的效果，他們必須相信抑制會有效，但他們經常不願相信抑制有效，除非實際感受到效果。我建議他們**試著暫時收起質疑，假裝理論是正確的**。我向他們保證，事後他們可以立刻恢復懷疑的立場。

　　我們將在下一章看到，既定成見如何干擾我兒子揮棒打球，有意識的抑制又如何讓他的打擊技巧大幅躍進。

13 盯緊你的球

我兒子傑瑞 9 歲時加入少年棒球聯盟。球季開始沒多久，有一天他練完球回家沮喪地哭了。

「怎麼啦？」我問。

「我每次打擊都被三振。」

「我們明天放學去球場。我來投球，順便觀察你的動作。也許我能幫上忙。」我提議。

「你懂打擊嗎？」他質疑。

「也許你會嚇一跳喔，」我說，希望把話題延續下去。

傑瑞翻了個白眼，給我一個賊笑作為回應，讓我知道他不太相信媽媽能在運動場上提供協助，但他又點點頭，默許我一次機會。

第二天來到球場，傑瑞站上打擊區，我站在投手丘。我把球投了出去，眼前的景象令我失望。傑瑞的頸部肌肉緊繃，將頭部向後扯，壓在脖子上。他的肩膀內縮，雙手緊握球棒。由於腿部肌肉牢牢扣住，他的膝蓋靠在一起，身體蹲向地面。棒球接近本壘板時，他已經被緊繃感摧毀殆盡。他把所有能量集中在雙臂，猛然揮動球棒，完全沒有擊中球。

我一面擔心，一面也鬆了口氣，我知道就算我不是美國職棒史

上的強打者貝比·魯斯（Babe Ruth）或福爾摩斯，也能看出他的問題在哪裡。

「傑瑞，」我開口，「眼睛要盯著球。」

「我有啊！」他頂了回來。

「沒有，你真的沒在看球。」我重複。

「有啊！」他拉高音量，不肯讓步。

該怎麼幫他？告訴傑瑞他沒在看球肯定沒用。他堅信他有看。否定他並不會改變他的想法。於是我換了一招，問他教練怎麼教他的。

「用力揮一支全壘打，」他回答。

這是典型「只求結果不問過程」的指示。傑瑞滿腦子想著打出全壘打，卻沒耐心停下來思考該怎麼打最有效。我得想辦法讓他放下目標導向的思考模式，慢慢接受自己得學會看球的事實。我知道如果他不放棄用力揮全壘打，他永遠上不了一壘。但該怎麼教 9 歲孩子學會抑制，說服他不要打全壘打，暫時放下既定成見，好好看著球呢？

「傑瑞，我們再試試看。我丟你打。看看結果如何。」

傑瑞站在打擊區，舉起手臂，球棒懸在肩膀上方。他看起來不錯。但我一開始投球，他的身體就變了。所有不協調的緊繃感再度出現。棒球的刺激使他瞬間有了反應，啟動他必須用力打出全壘打的既定成見。有沒有辦法讓他的腦筋轉個彎，暫時嘗試不同的打擊

方式呢？如果我能做到，也許他就能放下成見，學會看球。我決定下一帖猛藥。

「傑瑞，」我說，「我們換個方式看看。很簡單，站在打擊區，用你平常的方式握球棒。我會把球丟過去，但是你這次不要揮棒，拿在手上就好。告訴自己不要揮棒。我只要你看著球飛過去，通過本壘板，然後跑到你後面。只要球還在動就繼續看。其他什麼事都不用做。懂嗎？」

「好，」他回答。只一個字，傑瑞就展現徹底的懷疑。我不理他，將球投出。棒球從他身邊飛過後，我問他棒球飛行過程中，他一直看著球嗎？

「應該有吧，」他回答。

「我們再試一次。」

我把球投出。「這次呢？球在飛的時候你都有看嗎？」

「好奇怪。」

「什麼東西奇怪？」

「棒球飛過來的時候我有看著，可是剩下大概 1 公尺的時候，球好像消失了。然後從我旁邊飛過去之後，我才看到。真的好奇怪。怎麼會這樣？」

傑瑞感到困惑的同時，我卻燃起一線希望。如果他能發現他沒有一直盯著球，我們就找到切入點了──這次經驗也許能改變他的成見。

「很好，你開始了解什麼叫看球了。它飛過來的整段過程，你都得一直看到它。如果它像剛剛那樣突然消失，就表示你的眼光跑掉了。你告訴我不確定有沒有看到球，意思就是你沒有真的看清楚。想再試一次嗎？」

傑瑞點點頭。他就定位，專心面對看球的挑戰，同時還得注意球何時從視線中神祕消失。我把球投出，仔細觀察。即使從投手丘看過去，我從他的頭部動作就能清楚看出，他是什麼時候停止看球的。當他看到的時候，頭的轉動是順暢規律的。但視線一轉開，他的頭會頓住一下下，整體動作就沒那麼流暢。

「媽，我又一下子看不到了，」傑瑞說，「我又跟丟了。這次球幾乎飛到我前面我才跟丟。」

「很好。你正在學看球，也正在學習注意球跟丟的那一瞬間。這就是你該練習的東西。這個技巧不會自動變成你的，你必須學會才行。我們再練一下吧。」

我丟球，傑瑞看球。我又投了幾顆球，傑瑞繼續觀察。他的注意力轉移了，現在完全聚焦在盯緊棒球這件事。每一球投完，他都說他愈來愈能看出球朝他飛去的軌跡。大約 15 分鐘後，他已經每次都能掌握完整的棒球飛行路線。更重要的是，一跟丟他就會發現，即便只是短暫，他都能再次看到球，而且通常都可以再次看到球。

短短時間內，傑瑞變成了積極向上的學生。少了揮棒動作以及

打不到球的沮喪，他就能專心面對任務。這項活動讓他了解到，他做的跟他想的不一樣，這是再怎麼爭吵也吵不出的結果。

「然後呢？」他高興地問。我兒子在興奮等待我的下一個指令，但我還在思考該怎麼辦。不要揮棒與用力打全壘打之間，有任何折衷的步驟嗎？

「好，」我想了一會才開口，「下一步是這樣。這次也要繼續看球，然後你可以揮棒，直到球飛到你面前為止，但不要完成整個揮棒動作。我要你在球飛到面前的時候停止揮棒。如果你一直專心看球，那棒子應該會碰到球。看到球跟棒子接觸就好，不要把棒子揮出去。懂嗎？」

「好。」

傑瑞就打擊姿勢，看著我把球投出。我發現熟悉的緊繃感再次出現在他的身上。他好像無法控制自己。既然現在可以揮棒了，傑瑞的老想法又回來了——用力揮棒。他以習慣的方式繃緊全身，沒按照我的指令收住棒子，當然也沒專心看球。他揮了個大空棒。但他馬上抬頭看著我說，「媽，我沒有看球。我跟丟了。」

「很好，傑瑞。你知道你又沒在看球了。你剛剛在想什麼，記得嗎？」

「我在想要打出全壘打。」

「啊哈！所以你在想全壘打的時候，就忘了什麼呢？」

「就忘記要看球了。」

「你懂了。然後你的身體就服從你的命令了。你在想要打全壘打，所以你的身體就僵硬起來。既然你想用力揮棒，你就忘記要看球了。我知道很難相信，但如果你可以不要一直想著打全壘打，只要專心看球，你打全壘打的機率反而會高很多。我們回到第一步，練習看球但不要揮棒。」

我把球投出，傑瑞扛著棒子看球。我們一直練習，直到他可以看到棒球完整的飛行軌跡為止。然後我們進入到第二步，看著球棒與球在他面前接觸。傑瑞再度遭遇失敗。揮了幾次空棒之後，他把球棒往地上一扔，氣呼呼地坐在沙地上。

「傑瑞，你剛剛在想什麼？」

「我在想什麼時候揮棒，棒子才會像你說的一樣碰到球。」他氣急敗壞地回答。

「但我沒叫你那樣做啊。」

「什麼意思？」

「我沒叫你想揮棒的事情，我說專心看球，讓你的棒子去碰球。」

「有差嗎？」

「你問得很好。差多了。我一投球，你就換了想法，開始專心在手臂上，想著什麼時候揮棒。但你一那樣做，就會忘記看球。」

「如果我不專心在手臂上，準備揮棒，我怎麼知道什麼時候揮棒呢？」他高聲質問。「我必須決定出棒時機！」傑瑞的聲音又大

了起來。我走下投手丘到他身邊。我盡量保持語氣冷靜，對他說，「傑瑞，我知道你現在還不相信我，但棒子會自己揮出去。真的。記得第一步，我叫你不要揮棒，只要專心看球嗎？」

「恩。」

「因為你不用揮棒，就沒有在想球棒，對吧？」

「對。」

「即使揮棒的時候你也應該那樣。你一專心在球棒上，對球的注意力就變差了。相反的，你應該要自然讓手帶動球棒，而不用太注意手。你學會把全部注意力放在揮棒的手部肌肉，還有手臂揮動球棒的感覺，但這反而是在分散你的注意力。你應該學會的是，把注意力放在看球上。」我一邊說著，一邊發現傑瑞的表情愈來愈狐疑。

「我知道聽起來很怪，」我補充。

「真的很怪。」

「傑瑞，你試試看。就算沒用又如何？證明我錯了也沒關係。但請你用親身實驗來證明，好嗎？」

「媽，我不敢相信你說的。你要我告訴自己不要揮棒，但又要我揮棒去碰球？真是荒謬。」

「就當成是魔法。如果你認真專心看球，你頭腦的另一部分會知道球的速度和方向，處理這些資料，然後算出該揮棒的時機。你自己不用多想。某種程度就像你體內有一個幫手，知道什麼時候該

幫你揮動手臂和球棒。如果你專心靠手臂感覺來揮棒，你等於不讓幫手做事，而且等於忘記做該做的事，也就是專心好好看球。你不可能算出揮棒時機，你靠自己想是沒用的，用想的絕對抓不準時機。但如果你專心看球，相關資訊就會被大腦吸收處理，然後腦中另一個部分就會幫你揮棒。相信我，我們再試一次，你很快就會懂我的意思。」

傑瑞沒回答，但他站了起來，拎起球棒，然後就定位，看著我走回投手丘。

「傑瑞，告訴自己不要揮棒。你不用想揮棒的事情。你的幫手會幫你揮。好好看球就對了。」

我把球投出。我看著傑瑞，顯然他專心盯著棒球。他的頭在脖子上輕鬆自在地轉動。他沒有駝著肩膀，腿也沒有鎖死。隨著棒球飛向本壘板，他的手臂順暢地擺動起來。之前他準備打擊的全身緊繃感完全消失。他只是站著看球，手臂開始流暢地揮動球棒。接著，球棒和球就在他面前碰在一起。傑瑞按照我的話把球棒停住。揮棒時機恰到好處。

「我看到了！媽，我真的看到球棒碰球了！」他大喊。

我稍稍放心，但還是大聲說出，「傑瑞，這就是我的意思。你不用想你的手，或什麼時候揮棒，讓你的幫手去做就行了。你的工作是告訴自己不要揮棒，還有好好看球。」

我們又練習了 10 分鐘。偶爾傑瑞會回到老樣子，全身緊繃用

力揮棒。每次他這麼做，他就會抬頭看我說，「媽，我又想揮動手臂了。我沒有專心看球。」

慢慢地，練習成果開始驗證我的理論。傑瑞逐漸開始意識到，他想打全壘打、還有自己決定揮棒時機的老習慣，什麼時候又跑出來了。每次一發生，他就會緊繃起來，眼睛跟不上球。

「好。現在你有在看球，而且可以配合手臂動作了。」我說，「我們再加一個步驟。這次你可以讓球棒繼續動了。一樣專心思考不要揮棒，還有眼睛看球，但讓你的球棒繼續動，不要收棒。懂嗎？」

「好。」

我再度投球。傑瑞揮了空棒。新的指令一來，他又忘記專心看球了。

「我沒看到球，」他很快承認。「我沒有在想你叫我想的事情。」我們溫習了前面兩個步驟。他重回正軌之後，我們重新加入揮棒動作。我把球投出，看著傑瑞專心用眼睛盯緊球，帶出揮棒動作。他的內心只注意看球一件事。然後他的手臂開始動作，棒子輕鬆順暢地畫出弧線。他的身體沒有多餘的緊繃感。球和棒子碰在一起，傑瑞的手臂繼續向前揮動。這一擊乾淨俐落，球飛過我身邊，直衝二壘。

「哇！」傑瑞震驚不已，「我根本沒想到會打中！」

「太棒了，傑瑞！」

　　「好酷！」至此，傑瑞的反抗心態完全瓦解。他積極參與學習，對成果相當自豪。我們繼續練習。我投的球不太穩——忽高忽低忽內忽外。傑瑞不斷看著球，並出棒打擊。他幾乎再也沒揮空過，大部分打出去的球都直接飛過我身邊，表示不止是看球變精準了，揮棒時機也很一致。最終，我們回家吃晚餐。

　　那晚我跟傑瑞道晚安時，他說，「媽，你知道今天我們練打擊最神奇的事是什麼嗎？」

　　「什麼？」

　　「我打到球的時候，真的沒有在想球棒，或揮動手臂，或努力打中。我沒有決定什麼時候揮棒。我只是想著要看球，就像你說的，然後我的手就在對的時候動起來了。我根本不用想手或是棒子。我簡直什麼都不用做嘛！」

　　我綻開笑容回答，「我都這樣教學生啊——什麼都不要想，讓他們的幫手做事就好了。」

　　「媽，你真的好懂棒球喔。」

　　傑瑞的笑容帶著好奇，當然，我的臉上也充滿了得意。我兒子正靜靜表達對媽媽的尊敬之情——她只是個女生，卻替他上了一堂棒球課。（那天，又一座既定成見的堡壘被摧毀了。）

　　後來，我偶爾會開心回憶那年球季傑瑞在少年聯盟的表現，他全部的打席只有一次沒擊出安打，但除此之外，對那次體驗我沒有多想。不過幾年後，教師培訓班的學生要求把亞歷山大技巧應用在

體育上。我決定讓他們嘗試打擊體驗。我不確定當時我的期待有多高，但我並不期待像傑瑞那次一樣成功。我錯了。每個學生的問題和緊繃感幾乎都是一樣的。他們一揮棒就會看不到球。後來，等到他們練好看球的功夫，我請他們揮棒之後，他們再度因為太專心感受手臂和決定揮棒時機，而失去了視覺協調性。

等他們學會眼睛看球，同時想著不要揮棒，把揮棒交給幫手，只要看著球和棒子接觸之後，我會請他們完成整個揮棒動作。他們總是又忘了看球，毫無例外。等到終於把三個步驟都學會，他們的反應幾乎一成不變。

「哇！我沒有決定出棒，是棒子自己揮的。」

「我根本沒決定揮棒！太神奇了！」

14 練習抑制，放鬆緊繃的肌肉

下背疼痛的愛琳（二）

我們在第二章認識愛琳，那是她首次接觸亞歷山大技巧。後來她又上了大概 6 週的課。今天她站在教室椅子前面。我們正開始亞歷山大教師所謂的「椅子課」。目的並不是教會坐下和起立的正確方式，而是讓學生有機會觀察並注意到自己不協調的動作習慣，以及在教師協助他們坐下和起立的過程中，練習抑制技巧。面對教師伸手指導的強大刺激，學生必須維持抑制的想法。椅子課是一場特殊考驗，因為學生必須同時克服地心引力和害怕跌倒的本能。

「好，愛琳。我現在要撐著你，幫你坐下。我會負擔大部分的工作。我的手撐在你的背上，所以你不可能跌倒。我這樣做的同時，我希望你開始抑制。在心裡告訴自己，『我沒有要坐下。』」

愛琳點點頭。我首先把她的背往後挪動，讓她的重心從腳踝轉移到腳跟，過程中我的手一直撐住她的背。如果她沒有繃緊不必要的肌肉，這樣做會讓她的腿部放鬆前彎，以平衡軀幹向後的動作，從而幫助她坐下。

然而，隨著我挪動愛琳的背，我的手幾乎立刻感受到一股反作

用力。她的頸部和上背部肌肉收縮、繃緊。我手中的身體似乎變重了。她的下背部彎曲，準備坐下。下個瞬間，她的大腿肌肉也繃緊起來，同時雙腿變得僵硬。我將愛琳的身體向前移，回到直立站姿（見圖14-1）。

「愛琳，你剛剛注意到什麼？我只把你的背往後移一點點。你可以告訴我剛剛想法有什麼改變嗎？你有一直想著不要坐下嗎？」

愛琳猶豫片刻，「嗯，我有點……你這樣一問，我剛剛想的確實是坐進椅子裡。」

「你有抑制嗎？」

「不，我想沒有。」

「我動你的時候，你有發現怎麼回事嗎？」

「我想我的背僵硬起來了。」

圖 14-1 ｜ 愛琳的慣性站姿，頸部僵硬後縮，頭部前傾，肩膀及手臂向後撐開，手指曲起，下背部內凹。

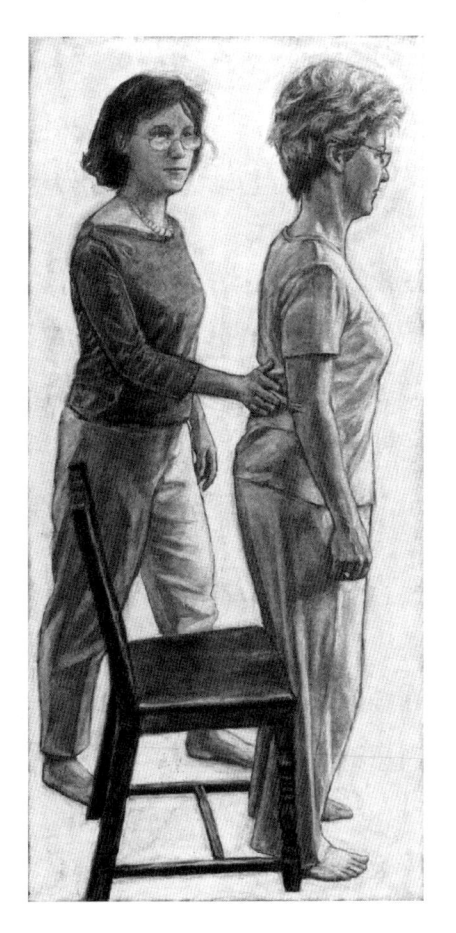

「對。你非這樣不可嗎？」

「嗯，難道坐下不用花點力氣嗎？」

「如果你是自己坐下，當然要。但我們說好我會撐住你、移動你，同時你心裡想著不要坐下，這樣就不會繃緊肌肉了。如果我們合作，你坐下的身體協調感會跟你習慣的不一樣。

為了開始動作，我會扶著你，把你的身體往後拉一點。你只要想著沒有要坐下就好。我們再試一次。記得你不必自己出力坐下，讓我幫你動。」

我重複同樣的動作，但才剛開始，就感到愛琳的身體又出現相同反應。我沒開口就將她放回直立姿勢，重新試驗。結果還是一樣。我再度把她拉回直立姿勢。

「愛琳，我移動你的時候，你注意到什麼？」

愛琳顯得有些苦惱，「我沒辦法不讓肌肉緊繃。」

「我不是問你這個。」

「什麼意思？」

「我請你抑制。那只是想法。你不可能直接叫肌肉不要緊繃。這樣做只會更緊繃。」

「那我該怎麼坐下？」

「我們想一下。我們知道，我一動你，你就會繃緊背部肌肉，對吧？」

「對。」

「這是你的習慣。你每次坐下就會這樣──你的背部肌肉太緊繃了。」

「嗯⋯⋯」她的回答力不從心。

「既然這是你的習慣，你每次坐下都一樣。你不知道其他坐下的方法。你不能期待自己用不同的方式坐下，因為你不知道還有什麼辦法，或者該怎麼改變。」

愛琳似乎放了心，「我想我確實不知道。」

「換句話說，你沒有責任。你不用覺得好學生就一定要成功。你不必搞懂該怎麼坐下，而且做出正確動作。你的任務是思考。你在學的是抑制──思考不要坐下。如果你有想，其他交給我就行了。我對你的動作，會讓你學會另一種坐下時使用肌肉的方法。我沒辦法告訴你怎麼做，因為我說破了嘴，你也不會體驗到另一種使用肌肉的方法。你要學就得親自體驗。我的手不能讓你的肌肉放鬆，但可以支撐你，讓你用另一種方式活動。如果你有抑制，我的手可以給你不同的體驗。」

「好，」愛琳回答，「我們再試一次。」

「我先補充一下，每個人剛開始上課都會碰到這個狀況。我們都會在無意識之下用效率很差的方式活動。既然我們沒有自覺，我們當然改不了。所以上這些課就是要學怎麼改變。」

愛琳點頭。我把右手放在她背後，左手放在她的髖骨前方。我將她輕輕後移。她的慣性反應再度出現。

「這次怎麼了？」我一邊把她的姿勢回正，一邊發問。

「我有點怕，你知道嗎？我覺得好像會跌倒。」

「我動你的時候，雖然幅度很小，但你的大腦已經在詮釋你體驗到的陌生感覺。我只請你抑制，但你的大腦受到這些感受干擾，然後自己下了註解。既然你的大腦認為你要跌倒了，恐懼反應跟著啟動。整個過程中，你忘了思考。

但不要忘記，我的手在你身上。你不會跌倒。提醒自己你不會跌倒，因為我扶住你了。」

愛琳點頭，保持沈默。

「好，提醒自己不管感覺怎麼樣，你都不會跌倒，告訴自己不要……」

「可是我不懂怎麼可能成功，」愛琳打斷我的話頭，轉身面對我。

「因為？」

「我坐下一定要用力，否則我就會整個人摔在地上！」愛琳拉高了音量。

「是，沒錯。你確實需要動一點肌肉來保持身體直立，但那應該是非常輕鬆的。輕鬆到你根本不該覺得在用力。我只是要你想著不要坐下。不是要你完全放鬆。」

「但我不能讓你幫我坐下，」愛琳彷彿一個字也沒聽到，堅持己見。

「為什麼不行？」

「我覺得我好像會傷到你。我體重不輕，會把你撞倒。」

愛琳表達了她的既定成見，這同樣只是對自身感覺的詮釋。而且是另一種恐懼。在會把我撞倒的恐懼中，沒說出口的，是她害怕自己會跌倒。我只不過把她動了這麼一下，就啟動了各種感覺，從而造成杏仁核的瞬間反應。現在她處在僵直狀態，肌肉更緊繃了。這使得她抑制自我以及我搬動她的兩項任務，都變得更加困難。

為了紓緩她的恐懼，我說，「愛琳，我已經教了好幾年了。從來沒有讓學生摔倒，也沒人把我撞倒過。」

「我覺得很難相信。」

「我懂，大部分人都這樣覺得。但你覺得很難相信，不代表你是對的。我們站在這裡，做了這麼小的一個動作，結果發現你對這一個小動作產生了好多既定成見——這些成見影響了你的行為、你的決定和你的肌肉活動。你可以暫時把成見放在一邊嗎？你可以暫時假設成見都是錯的，只要告訴自己不要坐下就好嗎？」

愛琳點頭，我們重新開始。這次我搬動她的時候，她的背部和頸部肌肉不再僵硬；她的頭維持在頸子的前上方，平衡身體重心。既然她的背部肌肉不緊繃了，她的脊椎骨也就不再受到擠壓。

「很好，愛琳。你在抑制了，你的動作不一樣了。我會繼續支撐你，你也繼續思考不要坐下。你不必幫我，也不必多做什麼。」

隨著我支撐她的重量，我感到愛琳的背部肌肉伸展開來。她的

圖 14-2 ｜ 愛琳在教師以手輔助下坐進椅子。她的頸部向上伸展，頭部維持在頸部前上方，軀幹向頭部延展，肩膀向兩側張開，雙手自然垂下。她的臀部、膝蓋和腳踝輕鬆彎曲。

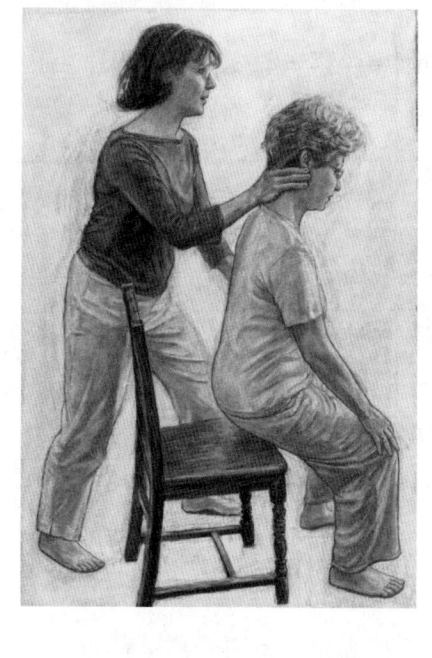

胸腔微微向上拉開，遠離骨盆。她在我手中的感覺變輕了。接著，她腹部和腿部的多餘緊繃感也消失了。她的肋骨移動更順暢，呼吸也輕鬆多了。我繼續撐著她，讓她的軀幹更加向上伸展。她的腿部肌肉持續鬆弛。不再緊緊鎖死，卡住她的姿勢。

她的腿開始彎曲，在膝蓋、臀部和腳踝的地方彎起。我一面蹲下，一面繼續扶著她，將她慢慢放進椅子裡（見圖 14-2）。

過了一會，愛琳坐進椅子了（見圖 14-3）。

「很好，愛琳，你坐下了，而且肌肉沒有過度緊繃。你之所以能抑制慣性動作，是因為你想著不要坐下──而不是注意感覺和詮釋感覺。你避免了你的慣性反應。你覺得這跟平常坐下的方式有什麼不同嗎？」

「我幾乎不覺得我在動。我只是照你說的一直想著不要坐下。好像我是飄進椅子裡的。」她頓了一下，「怎麼會這樣？」

「你是飄進椅子裡沒錯。你幾乎沒有重量。這就是我說的全新的坐下方式。而且你其實沒有完全放鬆，要不然你會重重跌下去。」

「怎麼會這樣？」她重複。

「嗯，我們可以說你有個幫手。」

愛琳笑著看我。

「不，我不是說我。你的幫手在你體內。當你用不要坐下

圖 14-3 │ 愛琳以大幅改善的驅動技巧坐著。

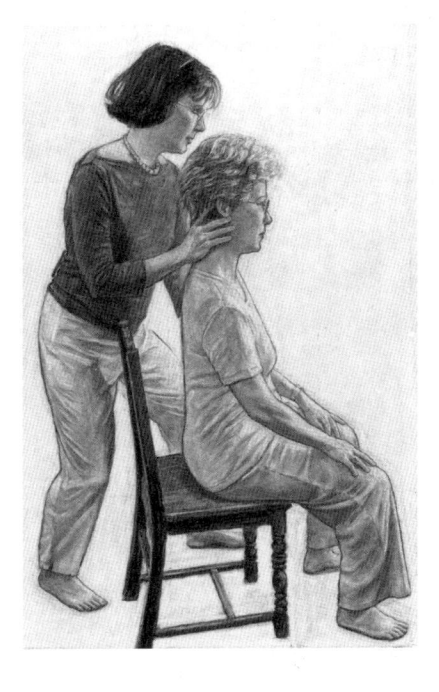

的想法來抑制，腦中另一部分就會啟動，開始調整你的肌肉緊繃程度，讓肌肉工作量符合需求——不多也不少。本來你的大腦一發現身體變化，就會強制要求肌肉達到慣性的工作量，現在這種肌肉干擾被你用抑制給消除了。如果你可以用抑制做到這件事，腦部的其他機制就能發揮更大的作用，在你彎腿坐下的時候，幫忙維持軀幹直立的協調性。我無法用說的就教會你這些東西。我們必須合

圖 14-4 ｜ 愛琳恢復慣性緊繃。頸部僵硬後縮，下顎內收，上背部過度平直，骨盆前傾，下背部內凹。

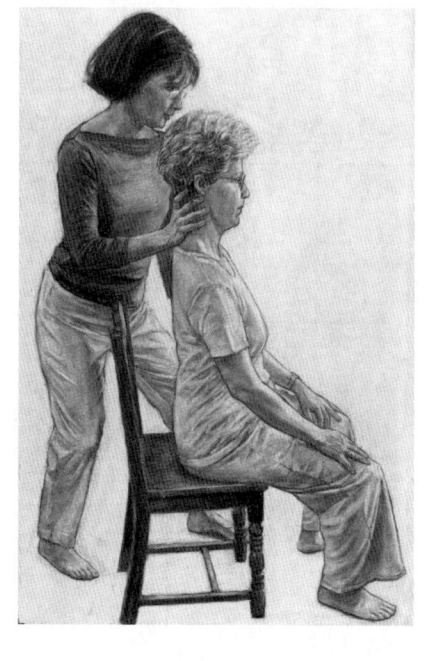

作——你的抑制，加上我的手部和指令導引——你才能學會讓腦中的幫手替你提高動作效率。

你現在坐著，有注意到什麼嗎？」

愛琳轉過頭看著鏡子，「不可思議。」她說。

「什麼？」

「我本來要說你沒讓我坐正——你把我弄歪了，斜到一邊去。」

「鏡子裡看起來是這樣嗎？」

「沒有。我看起來坐得直直的。看起來很好。這跟我平常坐著的感覺很不一樣。我本來差點問你，為什麼要讓我往前歪著坐！」

「你不相信你坐得挺挺的？」

「不，我以為我有點駝背往前。」

「你又因為感覺而產生成見了，這次是你原本習慣坐著時應該有的感覺。」

「好像是。」

「如果不是有鏡子證明，你會怎麼辦？」

愛琳再度繃緊背部肌肉，把上半身往後拗，頸子後縮，下背部更往內凹（見圖 14-4）。

「這樣你覺得比較對？這是你認為坐直的感覺？」我問。

「是，我坐的時候會這樣。不挺嗎？」她反問。

「看看鏡子。花點時間觀察自己。你看到什麼？」

愛琳看著卻沒說話。

「想像一條鉛垂線，從你的耳朵中間垂到地上。這條線會通過你的身體中心和骨盆中心嗎？」我問。

「看來我的耳朵在骨盆後面。」

「這代表什麼？」

「我的人往後仰！」

「如果這是你平常的坐姿，對你的脊椎骨和椎間盤有什麼影響？」

「形成壓迫？」

「沒錯。」

我用手輕輕引導愛琳回到不久前的坐姿，軀幹垂直向上平衡。

「可是我的坐姿不應該是這樣！」她抗議。

「因為？」

「感覺不太對。我不相信這是對的。」

「但鏡子告訴你的是什麼？別聽我的。你再看一次鏡子裡的自己。」愛琳的臉上依然打著問號。

「為什麼感覺就是不對？」她的聲音略顯無力。

「這就是我們所謂的心身慣性（psychophysical habit）。每次你決定坐下，你就過度緊繃背部和腿部肌肉，而大腦慢慢習慣把這種感覺跟『坐』的字義連結。但這麼多的過度緊繃讓腿很難彎曲，所以你的背部肌肉必須更用力，硬是把你的人拉到椅子裡。你的背和腿這麼用力緊繃才能坐下，結果就是重重跌在椅子上。然後你坐著的時候又繼續維持這種緊繃感，完全不放鬆。你這樣做已經很久了，變成一種習慣，習慣給你對的感覺。但所謂習慣不只是繃緊肌肉而已，還結合了你的既定成見——對感受的錯誤詮釋——也就是說，你以為自己有坐直，但其實沒有。

是不是有人告訴你坐直一點對背部比較健康？」

愛琳點頭。

「你看，你想做一件你相信對背部有好處的事，但你其實不知道是什麼，或該怎麼做。駝背確實不應該，對你的椎間盤和脊椎骨不好。但你的問題不是駝背，而是你一直沒用『對』的方法坐。你一直用『你覺得對』的方法坐。

現在，你覺得這種更好的新方法不對，所以你不太可能遵守，對吧？」

「確實不會！」

「那你就很難擺脫背痛，直到你學會抑制這些壞習慣為止：做任何事都過度緊繃肌肉，不只造成肢體傷害，更加深你的錯誤成見。我想，現在你比較懂我的意思了，我曾經說過你無意識的動作模式，導致你的背痛惡化。鎖死的肌肉之所以『動彈不得』都是因為錯誤成見──你誤以為感覺對的坐姿，才是正確坐姿。」

15 交給你的幫手

　　有時身體做了什麼，我們以為它沒有；有時身體沒做什麼，我們卻覺得它有做。不論哪一種狀況，我們都誤判了身體感知。這些無意識的誤判，往往讓我們無法達到掌控自我的境界。傑瑞的教練給的建議——用力揮棒，打一支全壘打，努力練習就對了——非常典型。不幸的是，除非你本來就知道該怎麼打球，否則這個建議並沒有意義。如果你一開始就身心失聯——無意識地錯用身體，並誤判身體回饋——則愈努力只會讓問題愈糟糕。

　　要解決身體不聽意識指揮的問題，常見策略包括：1) 運動特定肌肉，強化肌力。出發點是如果有問題，一定是肌肉力量不足。2) 伸展並放鬆特定肌肉。出發點是如果有問題，一定是肌肉太緊繃了。3) 以特定方式活動特定身體部位。出發點是我們可以透過感覺判斷問題在哪裡。

　　上述所有策略都無法解決我強調的核心問題——潛意識的錯誤心身習慣，扭曲了內心的自我認知。只有以有意識抑制為出發點的身心策略，才能矯正錯用習慣，直搗問題核心。傑瑞的打擊問題就是這樣在短時間內解決的。他既沒有強化肌肉也沒有伸展肌肉。我並未透過語言指示他正確的握棒方式或揮棒方式。我沒有請他靠感

覺來判斷動作的正確性。相反的，我請他練習看球，且心裡想著不要揮棒。然後，我請他想著不要揮棒，但同時讓球棒自然與球碰觸。這是一道特殊難題。不做某件事的時候，心裡想著不要做，可說是輕而易舉；但當你正在做某件事的時候，還要想著不要做，這可就難得多了。

意識只不過是大腦的一小部分

思考不要動作，怎麼會讓我們的動作更有技巧？答案是：意識只不過是大腦的一小部分。人類腦部歷經了億萬年的演進，因此，可說我們不只有一個腦，而一般通常分為後腦、中腦或稱「爬蟲類」的腦──以及前腦，或稱「哺乳類」的腦。另一種理解方式是，隨著人類腦部進化，它得到了更多的操作系統，或者說，愈來愈複雜的組織與控制機制。

在演化以及系統變龐雜的過程中，開始出現功能重疊的狀況。例如睡著的時候，大腦最老的部份會替你協調呼吸（這是原始腦部，大約 5 億年前已出現）。但多虧了你的前腦──最新加入的成員──所以你知道在呼吸的是你。你可以命令自己強制取代舊的控制系統，進行呼吸動作，或者放任自己暫時不要呼吸。你也能透過增加橫膈膜向下收縮的幅度，變化肋骨的移動方式，或改變吐氣頻率等手段，調整你的呼吸方式。

當你有意識地決定做某個動作，或當你做了一個已經學會的動作，你最新的操作系統——前腦——會透過一條特定的神經路徑，向全身送出訊號，也就是所謂的皮質脊髓路徑（corticospinal pathway）。它就像你大腦這棟房子的正面樓梯。相反的，當你使用大腦比較老的皮質下部分向全身送出指令，例如透過後腦進行呼吸，訊號走的神經路徑就不一樣了，叫做錐體外路徑（extrapyramidal pathway）。這就像房子後面的樓梯。

簡言之，你活動身體的能力來自幾個功能重疊的大腦系統。由於前腦的體感皮質和皮質脊髓路徑，你可以有意識地決定要握拳、學會用特殊方式活動手指來彈鋼琴，或拿球拍打網球。多虧了這個腦部區域，你才能學會大部分身體活動所牽涉的個別技能。動作之所以出現，多半是你學會方法之後，有意識地決定進行特定動作。

讓幫手「站上打擊區」

在前腦進化之前，較古老的腦部區域，加上小腦和錐體外路徑，就能完善管理動物的驅動模式（之前我將這些通力合作的皮質下區域，統稱為你的「幫手」）。事實上，我們充滿技巧和協調性的活動能力，早在自我意識和決策能力出現前，就已經存在。蜈蚣怎麼有辦法協調一百條腿，不會跌倒？牠不必決定步伐的先後順序和時機，甚至不用學走路，牠微小的神經系統就能完美協調動作。

同樣的，我們的動作能力與較老的皮質下腦部區域有關。我稱之為幫手是因為它對你的動作影響重大。正是這塊較古老的區域，尤其是小腦，讓麥可‧喬丹成為麥可‧喬丹。

其中的差別非常關鍵：我們靠體感皮質學習特定動作技巧。我們能學習運球和決定何時投籃。但要是沒有幫手全力協助，一系列動作都會顯得支離破碎、協調不良。進行某項動作時，我們的顯意識（conscious mind）不知道每一條肌肉在每一刻該繃緊到什麼程度，才能讓每條肌肉的工作量不多不少，恰到好處。我們的顯意識不知道怎麼讓我們單腳平衡站立，或以球速判斷出揮棒的時機和力道。充滿天賦的運動員之所以如此流暢優雅，並不是經過有意識的選擇和決策。更恰當的說法是「善用」天賦。

運動員有時會提到一種經驗，所謂自己「進入狀態」，他們通常形容成意識狀態高漲或改變了。例如棒球員說，當他們進入狀態時，能看到時速 145 公里快速球上的縫線。他們還說感覺揮棒的好像不是自己，彷彿體內的什麼替他們揮棒，力量和準確度驚人，而且他們無法理解或控制。他們怎麼做到的？因為他們學會提高前腦和後腦同步合作的效率。

當傑瑞想著打出全壘打，他從前腦下達揮動手臂的指令，是他決定揮棒的動作和時機。之後的一瞬間，透過感官訊號回傳，他前腦的體感皮質讓他察覺到某種程度的動作回饋感。基於這項資訊，他的大腦對肌肉運動情形下了判斷，決定好下一步，並將運動指令

送往身體進行重新調整。但這條路徑既緩慢又不精準。況且，如同我們已經讀到的，也可能發生誤判感覺回饋的情形。傑瑞決定用力揮棒，過度使用肌肉。他的揮棒時機不對。他也因此無法把注意力放在球上。

接著，我請他看球，並在心中想著不要揮棒。換句話說，停止進行他認為自己該做的事。他這麼做等於關閉，或至少減弱，前腦的過度干預。透過專心看球，視覺刺激轉而傳送到他的小腦。這些輸入訊號一起出現，讓他的幫手得以調整肌肉工作量，並協調肌肉收縮動作，以便在對的時機以對的速度揮出球棒。球棒與球接觸，並不是因為他的顯意識知道何時該出棒，而是因為前腦停止過度控制，才讓幫手發揮功能。我沒有告訴傑瑞怎樣揮棒才對。我教他對的思考模式，讓他的顯意識和幫手可以更順利合作。換句話說，他不同的操作系統現在都有所貢獻，分工合理而有效。

改善了腦部的同步合作之後，小打者說，「揮棒的不是我！」乍聽沒道理，卻是實話。當我們說「我」這個字，意思是我們知道的自我，透過前腦化為意識而有自覺的自我，可以思考判斷、產生成見、感受，並決定進行特定行為。反過來說，當幫手協助我們動作，由於這塊腦部區域並未通過語言區，我們就接收不到任何訊息。幫手不會說，「好，我在這，我要幫你做事了。」相反的，就像進入狀態的運動員，我們會說，「誰做的啊？不是我做的！」

前腦對行為的影響怎麼會如此巨大，以致於本該在人體動作扮

演重要角色的後腦，退居二線？我個人揣測，由於大部分日常生活都是後天習得，加上大部分活動內容都是保持身體的相對靜止，僅僅活動某些部位（例如我現在坐在電腦前），我們基本上用不太到後腦。我們的全身協調性不需要特別出色。也許長久下來，後腦對全身協調的作用愈來愈小，或全盤消失。但這個問題受到極大誤解。問題不在肌肉收縮過多或不足，而是功能重疊的不同腦部系統之間協調不良。身為二足動物，我們是這些系統的合成體，我們必須學會讓它們攜手合作，才能實現輕鬆直立、有技巧地協調，以及掌控自我的潛能。

我常喜歡對學生說，當他們用前額葉皮質進行抑制，就等於避開高階腦部協調不良的壞習慣。在此同時，他們讓幫手「站上打擊區」。好消息是，如果他們可以不要做自以為正確的動作，不要感受自以為正確的感覺，他們其實不必那麼專心或費力。只要稍有技巧地抑制——以及幫手從旁協助——正確動作會自行出現。

到了第四部分，我們將探討亞歷山大的第二項重要技巧——意向。如果我們把抑制比喻成打掃髒亂不堪的心靈大宅，把不想要跟不必要的通通丟掉，那麼意向就像是整理出來的乾淨空間，我們得以在其中自由活動。

但進入第四部分之前，接下來這一系列自我體驗中，你將學會如何抑制，並用一個簡單動作練習這項技巧。

自我體驗 C 與 D 單元

（C）如何抑制

有意識的抑制是亞歷山大技巧的核心認知技巧。我在第 12 章當中，回顧了我努力解密抑制的故事。過程中我碰到了 4 個心理陷阱——也就是意識的壞習慣——阻礙了我的進度。我將它們取名為：1) 胡思亂想、2) 以感覺取代思考、3) 失去意義，以及 4) 不願說「不」。最終，我自己學會用精準的心理技巧將這些陷阱一一克服。我將它們取名為：1) 制止內心對話、2) 啟動前額葉皮質、3) 思考時具有意義、4) 正向說「不」。

本單元將探討上述每一個陷阱，並附上如何學習對應技巧的說明。接著，你將融合剛學會的所有技巧，練習有意識的抑制。我建議先讀完整個單元，再嘗試自我體驗。

陷阱一：胡思亂想

有天我請學生大聲複誦我剛剛教他的抑制指示。我預期他會輕鬆完成，但他欲言又止的表現讓我發現，他並沒有記住關鍵訊息。

我嚇了一跳。他已經上了好幾個月的課。問題在哪？

我回去觀察自己的抑制過程。我在地板上半仰臥放鬆，告訴自己不要緊繃背部，結果發現我做的遠不只如此。一開始我會給自己這段文字指令，但心裡會跑出另一個想法，然後我會立刻分心思考這個新念頭。接著，心裡又會跳出第三個念頭。我則立刻放棄前一個目標，展開另一段追逐。第四個念頭隨後出現，如此這般無限循環。我的抑制只維持了短短一下，思緒就飄往九霄雲外了。

有意識抑制的第一個技巧——制止你腦海中的內心對話——給你的大腦語言區休息機會，也讓你的心思持續走在正軌上。

■制止內心對話

1. 以半仰臥放鬆法躺下。眼睛打開，聆聽你心中的無聲對話。繼續聆聽幾分鐘。讓你的心思隨意飄盪，開始對話，並注意現象何時出現。

2. 請自己不要跟自己說話。

你必須跟自己對話，才能告訴自己不要對話，一旦你給自己這個簡單的指令，你就能夠安靜下來。如果必要也可重複這個指令。

3. 體驗沈默

如果你成功了，你會感受到內心對話消失，但意識仍在，看著你眼前的景象，同時注意你自身與周遭環境。如果你注意到對話又開始了，重複不要對話的自我指令。

只要你注意內心開始對話，就重複停止對話的自我指令。成功不代表能永遠阻止對話，或甚至只是安靜 10 分鐘也不容易。如果你可以停止內心對話，只要一兩分鐘就很好了。這項測試的目的是產生自我對話的自覺，並練習選擇制止對話。

【討論】

制止內心對話一小段時間後，你可能會更意識到感官訊息：色彩可能會更明亮、聲音可能會更清晰、感覺可能會更強或更明確。由於你的心思不再被自我對話佔據，就更有能力注意感官訊息。你可能會覺得更冷靜和放鬆，或你也可能感到有些焦慮。如果有焦慮感，每次只要嘗試一兩分鐘即可。

一旦你掌握這個過程，就能練習隨時隨地關掉內心的聲音。走在街上時，關掉內心雜音；騎自行車或準備晚餐時練習；閱讀或聆聽人說話時，制止內心對話，你可能會發現自己更擅長傾聽了。

陷阱二：以感覺取代思考

嘗試這項體驗：靜靜告訴自己放鬆肩膀。對自己重複這項指令一兩分鐘。如果你跟大部分人相同，隨著你聚焦在肩膀上，注意力會向下移動──試圖感受肩膀，放鬆肩膀，看看肩膀有沒有確實放

鬆。就好像我們試著把心靈貼近身體，才能集中注意力。你剛剛做的一切，就叫做以感覺取代思考。

讓我從大腦開始說明。你的腦部就像雙向無線電台，有兩個頻道，而非一般無線電的單頻。你的大腦電台可以接收訊息（輸入）也能發送訊息（輸出）。它從所有感官以及全身的感覺受器接收輸入。這些感覺受器將不同種類的刺激——例如壓力——轉變成神經脈衝，透過感官神經輸送，把訊息送到腦部。

腦部處理進來的資料，詮釋輸入的意義。接著反過來，大腦送出指令。這些指令透過運動神經傳到肌肉，也透過自主神經傳到器官、血管、腺體等處。此外，這些指令也可能只是傳到腦部其他的神經元。簡言之，當你在感覺的時候，就等於注意透過感官神經送到大腦的訊號。當你在思考的時候，就等於送出指令，讓體內產生變化。它可能是外顯動作，例如起立，或可能產生一些你沒有自覺的細微變化。舉例來說，一個神經元可能會送出訊號，叫另一個神經元停止傳送訊號（抑制）。

感覺就好比接到住在佛羅里達的阿姨的電話，告訴你颶風要來了，風勢正在增強；思考就像回電話給阿姨，告訴她待在屋子裡鎖上窗戶。感覺是收到消息；思考是行動指令。因為你的腦部有數十億個神經元，你能同時感覺和思考。但為了學會有意識地抑制（這屬於思考），你必須把注意力從輸入（感覺）轉移到輸出（思考）。舉例來說，專注感受肌肉收縮，與透過思考下令肌肉不要收

縮，兩者並不相同。

相對來說，感覺比較容易理解和分辨，思考比較困難。神經學者還有許多不解之處，但在經驗層次上，我們之所以感到困惑，是因為我們用思考這個詞來表示許多不同的心理活動：任思緒隨意飄盪、破解數學問題、回想某件十年前的事，都可能是我們口中的思考，當然還包括收到思考放鬆肩膀的指示，卻轉而將注意力向下去感受身體。這些都是不同的心理活動，語言無法一一分辨。但這些都不是有意識抑制所需的思考或心理使用方式。接下來兩項自我體驗中，你將學習辨別感覺和思考這兩種不同的心理狀態。過程中，你將學會更有效地利用特定腦部區域，以及啟動你的前額葉皮質。

■啟動前額葉皮質

‧找到閣樓

1. 半仰臥放鬆。制止內心對話。指示內心放鬆肩膀。對自己重複這項指令數分鐘。

當你對自己下指令的時候，注意你的焦點是否向下轉移到肩膀，內心專注於感受身體狀況。你的注意力已經來到了心理地下室。你正在使用內心去感受。

2. 制止內心對話。請自己把注意力從肩膀和身體感受上移開。讓注意力向上聚焦在眼睛上方的頭部。對自己重複這項指令數分鐘。

過程中勿使用肌肉。這應該是毫不費力的。你只需要動幾個神經元——這只不過是一個念頭。想像爬上你的心理閣樓。透過注意力向上移轉，你就啟動了前額葉皮質。

3. 將注意力向下轉移，專心感受你的肩膀。注意肩膀與地面如何接觸。注意兩邊肩膀感受相同或相異。花點時間注意肩膀的細節。

體驗處在心理地下室的狀態，專注於感受。

4. 請自己看向前方，讓注意力向上移轉，離開心理地下室，進入眼睛上方的心理閣樓。

隨著注意力向上轉移離開身體，體驗一下處在體內上方的心理狀態。身體感知可能依然在你的意識邊緣，但不是你的意識焦點。

將注意力從地下室移到閣樓的意義為何？想像你的腦部是一棟房子。進化改變了這棟房子，花了數百萬年時間將之擴建。你的腦部增加了一些不同建物，就像每一任屋主可能會蓋新的房間一樣。既然你住在這棟房子裡，你可選擇下到地下室，或上到閣樓。你可以靠注意力來移動，從樓下到樓上。這點很重要，因為不同房間——或腦部區域——適合不同種類的活動。為了有意識的抑制，你需要思考。你需要命令身體停止做某件事。為了讓這個念頭生效，你必須分辨心靈何時專注於感受，以及何時能夠思考（或發送）有效的抑制想法。為了達成這項目標，你需要上到閣樓去。你需要啟動位在眼睛上方頭部的前額葉皮質。

5. 讓注意力上移到心理閣樓。接著再向下專注於感受肩膀。來回轉移數次，直到你漸漸習慣心理的地下室和閣樓為止。

【討論】

我希望你問自己的問題是：隨著我把注意力轉移到閣樓，這種經驗（即使無法以文字敘述或有條理地解釋）是否與在地下室專注感受的時候不同？你能分辨出兩者的差異——不在於肩膀——而在心理狀態嗎？

如果你不覺得有差別，也許是受到既定成見的阻撓。別忘記，如果你抱緊既定成見，就無法發現新的自我。不論看起來多麼荒謬，請自己暫時放下成見。想像你是調查未知領域的探險家，擁有從未發現的心靈力量，而這就是你深入探索的機會。花點時間體驗，發現未知的自己。

學習走上閣樓還不算有意識的抑制。抑制必須要學會啟動特定腦部區域。這就像打電話。首先你得到電話旁邊，接著才能撥號。為了進行抑制，你必須把執行這項機能的腦部區域打開。這就是下面體驗的練習重點。

・上閣樓思考

1. 半仰臥放鬆。告訴自己放鬆腿部，並將注意力向下聚焦，專心感受腿部。

2. 轉移注意力到閣樓上。持續把焦點放在上方，並告訴自己放鬆腿部。對自己重複這項指令。如果你的注意力又回到地下室，專注在感受上，提醒自己再次把注意力拉回閣樓，然後重新思考放鬆腿部的念頭。

如果你跟大部分人一樣，當你開始思考放鬆腿部時，注意力會向下轉移，專注於肌肉感覺，一旦意識到這個情形，請再把注意力向上移，在閣樓裡告訴自己放鬆腿部。

你的任務是告訴自己對腿部的要求，但不能把注意力向下聚焦在感覺上。請相信內心能理解指令的詞義，你不必另外多做什麼。你不必專注於腿部，企圖讓對的事情發生。這就像寄一封信：你到郵筒前放入信封，然後郵差會送信——你不必自己當郵差。思考心理指令或念頭也一樣，你不必把放鬆腿部的指令帶到目的地——也就是腿部本身，待在閣樓裡想著指令即可。把你的念頭放進郵筒，相信它會被帶到該去的地方，你不必幫忙。

這項練習的對象也可改成其他身體部位。想著放鬆下顎、頸部或背部，以便練習待在閣樓的技巧。注意你的心思是否又向下移動，回到感受練習部位的狀態。

【討論】

有意識抑制是一種思考活動。必須將注意力移出心理地下室，不再感受身體特定部位。你必須學會點亮閣樓的燈，這個腦部區域會增強你對全身和行為的整體意識。這就像近拍鏡頭和廣角鏡頭的差別。強烈身體感知會引導我們向下「近拍」，將注意力過度聚焦在感覺上。由於感覺被放大了，反而會扭曲我們的認知。放大局部感覺會使其他感覺被排擠在意識之外。走上心理閣樓啟動前額葉皮質，有助避免認知被扭曲。它讓你的頭腦更能掌握整體狀況，讓你的全身意識更平衡。它讓你更注意全身行為，還有思考不要做什麼。

陷阱三：失去意義

我兒子們還小的時候，很喜歡聽我唸故事。有時我很累不想唸，但還是難以抗拒他們的堅持。很快地，我發現自己坐在其中一人的床邊，背靠在牆上，不斷唸著故事書。他們想聽的，常常是已經唸過一百次的故事書，而我則毫無興致。儘管如此，我發現我完全能夠繼續朗讀，問題是，我的嘴動，人卻不在。我的眼睛逐行閱讀、腦部將一個個字母化為字句、肌肉動著嘴巴和舌頭，但我的注意力卻跑掉了。我大聲唸書的同時，心裡可能靜靜想著該煮晚餐

了。我的內心沒有任何共鳴，唸出來的每個字缺乏共生的意義。我的話失去了意義。

這樣的狀況挺不可思議。我怎麼可能對正在做的事如此無感，卻維持高水準表現？不幸的是，你也做得到。舉例來說，你已經制止內心對話，走上閣樓，並告訴自己放鬆，但這些說出口的話卻可能毫無意義。你的意識可能一片空白。果真如此，有意識的抑制就會失敗。

這點引發了兩項問題：它們應該有什麼樣的意義？我們又該如何有意義地思考？我們將在下面兩項自我體驗中深入探討。

■有意義的思考
・文字的意義

1. 對自己說「霍伊克斯（hoicks）」。或者「莫爾（mohur）」。重複對自己說這些字數分鐘。

2. 對自己說「癌症」。也可試試看「蛇」。注意說這些字的時候，與唸出第一步驟的詞之後的感覺，有何不同？

你大概沒聽過霍伊克斯或莫爾，所以對它們不是沒有反應就是不解。腦中可能會閃過一個念頭「那是什麼？」或「我不確定這字怎麼唸。」當你對自己說癌症的時候，你可能會想到某個正在與這個疾病搏鬥的人，或是內心突然湧起一陣不安。當你說蛇的時候，你可能發現內心看到蛇的景象，有完整的顏色和斑紋，緩緩在草叢

間遊走。

【討論】

　　這項體驗怎麼回事？頭兩個字對你來說沒有意義。當你大聲朗讀或對自己默唸時，不會發生任何事，腦筋一片空白，身體沒有反應。不過，後兩個字很可能就有意義了。對你和他人來說，有一些共通的意義，但從你個人和自身經驗來看，更有獨特的意義。如果你有一位親密的家人死於癌症，或自己曾經是患者，癌症的意義會是相當殘忍的。

　　總之，語言與身體並不是分開的。它們不只是抽象的思考。它們的意義具有影響我們的力量。我們的人生經驗可以透過文字被點燃，因為它們會激起某種身體反應，某種當下有意識的感受。這個「身體的意義」很難被界定，然而，意義的影響力，很大一部分取決於我們以文字思考並喚醒顯意識的方式。體驗這一點的最佳方式就是練習有意識地在腦中產生意義。

・在腦中產生意義

1. 選擇對自己說的字，任何你喜歡的字都行。把每個字說一遍。接著在字與字之間的安靜空檔，感受每個字對你產生的意義。

　　在腦中說一個字就像把水桶投入一口深井。想著這個字，讓水

桶有時間拉上來，載著內容物——也就是字的意義。你不必多做什麼。你的大腦會自行提供意義。你只要接收意義就行了。

你可能會發現心中出現一幅視覺圖像，或更多內心對話，或一股模糊不安的胃腸翻攪感，或突然發笑。讓我在此強調——不要尋找同義字。更重要的是，讓每個字像打水漂一樣地自我刺激，在身心的池塘中產生漣漪效應，緩緩流過全身。

2. 半仰臥放鬆。首先制止內心雜訊。接著走上閣樓，不要閉眼，記得對周遭環境保持視覺意識。當你上到閣樓，對自己說，「我要頸部放鬆。」

讓這句話的每一個字在你體內產生意義。什麼是我？就是你——從你的頭頂到腳趾，以及中間的一切。你的全部，過去的經驗和學習，你在此刻的一切。你要某個東西。要是什麼意思？「我要我的頸部……」放心，你知道你頸部的定義和位置。什麼是放鬆？讓這個字的意義，像投進深井的水桶一樣慢慢出現。不要擔心頸部是否有任何變化。有意識地想著讓意義在體內出現。

3. 再說一次那句指令。緩慢而專注地說，意識到字的意義，以及你明確的意圖。我要我的頸部放鬆。

在腦中產生意義需要信任。怎麼發生的？對我們有什麼影響？為什麼一個字可以讓我們哭泣、表情扭曲，或當場大笑？「放鬆」這個詞要怎麼影響頸部肌肉？神經學目前仍無法完全解釋，但我們可以親自嘗試並實際驗證。

　　這是最有效的抑制用詞嗎？試試看其他的，多方體驗。別忘記，意義無法強加，也不可能一個口令一個動作。反覆練習，長時間但專心的反覆練習，將會換來成效。另外還需要耐心。說出抑制的字句，然後等待，不要擔心。讓改變自然在體內出現。

　　你的目標是有能力辨認，何時給自己的抑制指令是空白而心不在焉的，何時是有意識、意圖明確、意義清楚、專心一致的，而且真誠希望在體內感受到指令的意義。

陷阱四：不願說「不」

　　目前為止，我一直請你告訴自己「我要我的肩膀（或腿、頸部等）放鬆。」我之所以這麼做是有明確理由的，現在我要解釋。這是我自己過去抑制的方式，這些句子也是我常聽學生們說的。還有一種常見變化是「我要放開我的……（空白處隨意代入身體部位）。」這些句子都有一個共通點——做為一種告訴自己不要做什麼的抑制指令，它們都有一個重大缺陷。讓我們重溫亞歷山大的故事，以便探討原因。

　　亞歷山大的聲帶出了問題。它發現自己的頭向後仰，頸部緊繃。他叫自己把頭往前彎，卻變得更緊繃。然後，他告訴自己不要做什麼。他給自己的指令變成了「我沒有要說話。」或「我沒有要把頭往後仰。」或「我沒有要站起來。」

如果你決定抑制，必然是因為此刻你體內有某件你不想要的事正在發生，或是當你叫自己做某件事（譬如屈膝）的時候，會產生你不想要的肌肉緊繃。

換言之，你希望停止或預防某件已經或即將發生的事。抑制不只是換一件事做。就神經層次而言，抑制使得正在發射訊號的神經元停止發射。

你的自我指令必須是否定句，因為否定句代表某件已經或即將發生的事不應該發生。如果以肯定句表達抑制指令——「我要我的頸部放鬆」——就表示某件沒有發生的事應該發生。某件事應該要開始。肯定句指令微妙地告訴你，應該開始做什麼了。它不是另一種表達停止做某件事的方式，它的目的與抑制恰恰相反。以肯定句表達指令，幾乎總是在你體內產生某種反應，只是非常微妙，難以察覺。

既然肯定句代表某件沒有發生的事應該發生，同時它也暗示你沒做某件應該做的事。你疏忽了，得找出忘記做哪件事並加以執行。這會產生某種自我批評「我不夠好」的心態。

然而，當我給學生否定句的指令，例如思考「我沒有緊繃肩膀」或「我沒有要坐下」，他們卻常常抗議。

「太負面了。」他們說。「換成肯定句吧。我想要正面思考。負面思考不好。」

對許多人來說，負面等於壞，正面等於好。大眾心理學教我們

要正面思考，趕走負面想法。當學生把這種心態應用在抑制上，就產生了問題。你會抑制是因為你希望某件正在發生的事不要發生。如果你打電話給附近的中餐廳，點一份雞肉撈麵，但又反悔不想吃了，你會怎麼做？你會打電話跟餐廳說，「我要雞肉撈麵」嗎？不會，你一定會打過去說，「我不要雞肉撈麵，取消我的訂單。」

對人類這種有機體來說，抑制是一種關鍵能力，可以避免體內不想要或多餘的東西。多虧了顯意識，你可以確認某件正在進行的事是你不想要的，並採取行動將之終結。當你抑制時，你處在一種消除，或至少減弱某件事的狀態中。有東西被拿掉、拋棄了，但沒有添加任何東西。我對那些抗議的學生說，他們必須習慣這種狀態。正面不總是代表好的，否定句不總是壞的。它們的意義被混淆了，而學生可以加以改變。「不」是一個有力量的字，只是經常被我們忽略。

■正面的「不」

1. 半仰臥放鬆。制止內心雜訊並走上閣樓。對自己說，「我要放鬆肩膀」。重複數次。

2. 制止內心雜訊並走上閣樓。對自己說，「我不要繃緊肩膀」。重複數次。

想著放鬆跟想著不要繃緊的時候，是否能感受到體內反應有所不同？你可能一開始感覺不到差異。也許你已經感受過肩膀肌肉放

鬆的感覺，已經知道該發生什麼事，你的經驗幫助你賦予文字正確的意義，即使實際上的用字並不精準。

繼續體驗步驟 1 和 2。即使你沒有感到身體上的差異，還是注意用字遣詞的意義不同，尤其是不要的意義。

3. 換一個你平常比較少想到的身體部位。將指令以肯定句表達：我要放鬆。然後再改成否定句：我不要繃緊。

【討論】

練習時，抑制會讓你進入一個感覺否定自我的狀態嗎？你意識到自己被矮化嗎？你會變得緊張、緊繃、焦慮或擔心做錯事嗎？這不是抑制的意義或目的。

抑制並不會讓你被矮化或縮限。它不是虛無或失敗，也不該帶來焦慮感。

我們需要注意我們賦予字句的不同層次意義。這些字義可能會影響我們，即使不是出於故意。以亞歷山大技巧而言，我們說除非抑制了壞習慣，讓新的東西浮現，否則我們無法改變。我要補充一句，直到我們釐清所用的字的意義，尤其是「不」這個字，否則我們無法改變我們的壞習慣。

■**有意識的抑制**

1. 半仰臥放鬆，眼睛打開。制止內心對話，如此才能將注意力集中在你想思考的念頭上。

2. 讓注意力走上閣樓，啟動前額葉皮質。

這會讓注意力離開身體感受，準備好進行抑制。

3. 告訴自己，「我沒有繃緊肩膀。」或你也可以思考，「我沒有繃緊腿部。」對自己重複這項指令 10 分鐘。如果有必要，再次制止內心雜訊，並專心走上閣樓，接著再重複思考不要繃緊的念頭。

如果肢體放鬆的感覺進入意識，請持續抑制。不論你的腿發生了什麼，不論你一直以來對全身進行了什麼干擾，不論被干擾的部位或方式如何、有意識或無意識，此時此刻，你所想的——也就是這個想法的意義——就是不要它。

當你熟悉這些步驟的同時，別忘記保持耐心。抑制可以創造奇蹟，但你必須以注意力、自覺、意義和重複練習，有意識地維持。

【討論】

本章前兩項技巧——制止內心對話和啟動前額葉皮質——就像事前準備工作。它們所創造的心理狀態，能讓抑制思考發揮效果。這就像走進一間擠滿人的房間，大家同時在講話，沒人聽得到別人

在說什麼。接著，一個人走到房間前面的講台上說話，房間才安靜下來。現在你可以聆聽、學習和感受這個人的話語了。透過制止內心的雜訊，心思變得專注且警覺。它被喚醒了。你已經站上講台，房間也安靜了。

接下來兩項技巧——有意義的思考和正面的「不」——則是抑制性的想法。這是一種特殊的念頭。你使用字句在腦中產生意義，告訴自己停止進行多餘、不想要、不必要的事。你在發送干預的指令。

（D）抑制行動

本單元的自我體驗將繼續探討有意識的抑制。當你告訴自己要屈膝的時候，你將使用技巧來避免慣性緊繃模式被啟動。接著，你將進行抑制，讓你的幫手用一種全新方式替你屈膝。你將學會亞歷山大所謂的「讓對的事自然發生」。但首先，你要練習兩項「中階抑制活動」。這些就是在第九、第十章我給布魯斯的練習。

記得對這些體驗保持充足的耐心。享受探索和體驗的過程，不要擔心你有沒有做對，或學得夠不夠快。如果你給這些體驗足夠的時間，就很可能發現你對自己、身體和動作模式有一些既定成見，

是你之前不知道的，是這些成見影響你的發展。我希望你也會發現，活動身體可能會輕鬆地超乎你的想像。

■**停止動作**

1. 半仰臥放鬆。

2. 制止內心雜訊，走上閣樓。

3. 開始朝天花板方向舉起左手臂，但舉一點之後停止動作。將手臂半舉，同時再度制止內心雜訊，走上閣樓，並在心中默想「我沒在動手臂」至少 1 分鐘。

4. 再度開始移動手臂，但舉一點之後再度停止。讓手臂停留在半空中，同時制止內心雜訊，走上閣樓。思考「我沒在動手臂」，讓每個字產生意義。

5. 再度稍稍移動手臂，停止動作，並思考「我沒在動手臂」。接著再繼續動作，重複循環上述步驟，直到手臂完全朝上伸直為止。以同樣的方式，將手臂慢慢垂下，最後將手停在肋骨上。

有沒有注意到，一旦開始動作，抑制思考就會「關掉」？這項體驗是為了有機會注意這個現象發生的時機，並經常中斷動作，以恢復抑制指令。

練習這種「動、停、抑制、再動」的循環，並進行更複雜的動作。試試看在彈樂器、走路或刷牙的時候練習。注意你只要停下並思考自己沒在動作，就能釋放活動中累積在肌肉的緊繃感──即使

只是短暫釋放。

■思考「我沒在動作」

1. 選擇一項你非常熟悉的活動，例如走路。舉例來說，走在街上的同時，開始思考制止內心對話並走上閣樓。接著，對自己說「我沒在走路」，並注意讓每個字產生意義。繼續走路，同時重新走上心理的閣樓，並思考「我沒在走路」。持續練習約 10 分鐘。

在這項體驗中，你一面進行活動，一面想著沒在進行。

你注意到什麼？你的體內是否產生任何變化？你的身體感覺不一樣嗎？你的心理狀態有任何不同嗎？

■交給幫手來做

1. 半仰臥放鬆，彎起一腿並將另一條腿平放在地上。先做決定要彎起伸直的那一條腿，然後開始動作。重複這個程序數次——決定屈膝然後真的屈膝。

注意動作開始的同時，全身各處的慣性緊繃跟著被啟動。

2. 重新將一條腿平放。制止內心對話。走上閣樓。不要下樓到心理地下室去感受，而是在閣樓上帶著意義思考「我沒在動我的腿」。持續這個抑制想法約 10 分鐘。

如果你的腦海閃過動腿的念頭，看看能否注意念頭產生的肌肉反應。出現這種狀況時，提醒自己停留在閣樓，同時想著「我沒在

動我的腿」。

3. 繼續抑制，想著你沒在動你的腿，然後靜靜等待腿自行彎起——但不要有意識地決定動它。耐心等候，讓你的幫手替你屈膝。

你可能在想「如果我告訴自己我沒在屈膝，腿怎麼會動？沒道理啊。不可能。」

這是你的成見。你可能會發現你還有其他的成見。也許你相信你的腿很重，需要很大的肌肉力量才能移動。也許你相信屈膝需要把大腿向上拉近身體，同時繃緊背部。也許，儘管你已經讀了這麼多，卻仍不相信我的話。也許你相信心靈無法改變身體。簡言之，你正在釐清你的成見——甚至可能是你原先不知道的成見。

儘管有成見，請重新制止內心對話並走上閣樓。對自己默想「我沒在動我的腿」，並等你的腿自行彎起，不要有意識地決定屈膝。最後，你的身和心出現什麼結果？

【討論】

你來到一個重要關卡。你面對的不只是使用肌肉的習慣，更是使用腦部的習慣——你的成見。我們在第 12 章讀到，你的成見與你的動作方式息息相關。你的動作習慣會產生相對應的感覺回饋。你的大腦處理這份資料，於是對你的狀態、身體運作原理、做某特

定動作的感覺、該動作應如何發生等，產生成見。

當你進行抑制（在此體驗中，躺在地上思考你沒在動你的腿），你的身體就收到新的指令，告訴它停止本來習慣做的事。結果，你的身體對腦部送出新的感覺回饋（不過你可能沒意識到。）由於這種感覺回饋是陌生的，你的腦部不知如何詮釋，因為它不知道這些輸入的意義為何。作為回應，你的腦部可能會阻擋這種奇怪的資料進入意識，或揣測其意義，或發明某種解釋，或做出錯誤詮釋。現在你可能會聽到大腦對你說，「我不相信！這不是真的！不可能！」

你的大腦已經對這種新體驗產生一套成見：這不可能做到。同時它也盡力說服你相信這套成見的正確性。你將堅信你是對的，就像第 6 章的貝蒂。（你甚至可能不會稱之為成見，你會稱之為事實。）如果你在這個關頭放棄，你的心身習慣就贏了。與其挑戰成見、學習新知，你的大腦卻寧願將你困在本來的心身行為中。

儘管聽起來不合理，你的腦部其實有一部分——顯意識——可以決定不要做某個動作，同時另一個部分——你的幫手——還能幫你完成這個動作。這些無意識的腦部區域叫做小腦和後腦（請見第 15 章）。它們是我所謂的幫手。為了更清楚說明，請把顯意識當成公司總裁。總裁不必事必躬親。職員會幫忙。想像你是總裁，想要寄一封信。你要自己打字嗎？不會，那太沒效率了。你還有更重要的事要做。你請助理幫你打字寄信。在這項體驗中，透過沒在動腿

的念頭，你使用顯意識，也就是前額葉皮質來避免慣性反應，同時通知你的助理——你的幫手。如此一來，你就不必親自屈膝。你可以消除前腦的主宰性，以及你必須先下定決心才能完成動作的成見。抑制讓你對自己說，「好，我要讓開。我知道我想要什麼（移動腿部）但我不要自己做。我要把工作交給幫手。」

很多我們對身體機能的成見，都來自物理世界的經驗。例如，在物理世界中，你不可能同時抬起一張椅子，又不抬一張椅子。但是在心理世界，看似矛盾的狀況完全可能發生。你可以同時思考一個以上的想法。你也可以想著不動，卻同時動作。

如果你停止自己決定做動作，並等候你的幫手替你完成，那麼幫手做動作的方式會與你不同。你的腿將會以一種你——你的顯意識——無法事先決定或選擇的方式移動。其實你不知道你的腿還能怎麼動，你只知道沿用過去習慣的動作。好消息是你不必自己搞清楚，你的顯意識只要抑制，決定不要動作，同時請求幫手替你做事。你的幫手會替你完成動作，只要你不要固守成見，以為沒碰過的經驗就是不可能。

■放下成見
1. 半仰臥放鬆，一條腿放平。花點時間制止內心對話。思考走上閣樓，打開前額葉皮質。接著思考「我沒在動我的腿」。繼續用這種方式思考沒在動腿至少 10 分鐘。你的任務是抑制自己動腿，

等待幫手替你移動它。

記得，切勿決定自己動腿，也不要阻止你的腿被移動。顯意識的工作是抑制，阻止你的慣性活動方式。潛意識——你的幫手——的工作則是替你動腿。

如果你碰到困難，不要灰心。它需要大量練習、耐心和時間。不論發生什麼事，你都會對自己有新的體驗和發現。改變最大的障礙，在於慣性行為背後的成見。為了改變，我們必須抑制成見。然而，我們必須先了解成見為何。亞歷山大說過在每種錯用的背後都有一個錯誤成見。這些體驗是為了讓你發現你的成見——以及成見控制行為的事實——同時學習如何善用幫手。（複習 C 和 D 單元的自我體驗後，也許可以再回顧第 12 章的內容。）

如果你開始看到成果，可能會發現腿開始動之後不久，你就放棄有意識的抑制，重新回到地下室專注感受。你的腦部被腿移動的感覺給分心了。隨著你持續練習這項體驗，提醒自己持續專注於閣樓，繼續思考沒在動腿，直到腿完成動作為止。如果你在腿部沒有動作的時候進行抑制，卻一有動作就放棄，你的慣性行為是不會改變的。

隨著你學會抑制，開始改變你做這個簡單腿部動作的方式，你也該思考技巧還能應用在哪些方面。抑制不只能用來避免不想要的動作模式，更能預防不想要的行為和不必要的情緒反應，以及放下成見。

【討論】

　　對許多學生來說，這些體驗將他們的成見逼到極限——不只是他們的慣性動作，也包括對自己的成見。他們幾乎無法忍受躺下來對自己說不要動腿，並等待外力——不知道是什麼——替他們動腿。你可能也會遭遇這道障礙，但不要放棄。重讀上面的指示。不要期待第一次或第20次就會成功。真正發生的時候——當你沒有決定動腿，它自己動起來的時候——我保證你一定會想「不是我做的！怎麼會這樣？」（記得傑瑞在第13章的經驗。）

　　你也將體驗到腿以不同方式活動，全身的緊繃感減少許多。你的腿將彷彿沒有重量，彷彿是它自己移動自己。當它發生的時候，你已經將你的想法透過不同路徑傳送出去了。沒有走正面樓梯，從前腦到肌肉，而是改從後腦直接到肌肉。你走的是後面樓梯。

　　總之，釐清該怎麼動作或使某特定動作正確出現，都不是顯意識的工作。顯意識的工作在於預防干擾——不論生理或心理的——使後腦有發揮作用的餘地。前腦和後腦的職責不同卻有所重疊。就像為了演奏音樂，樂團團員必須同意表演同一首作品，遵守指揮的節奏，在正確的時機開始與停止，還有彈奏對的音符。同樣的，大腦的不同機能必須攜手合作。顯意識對於行為有重大影響，但它太常扮演干涉和主宰的角色。透過放開權力（抑制）和接納後腦（幫手）的支援，你就能演奏出美妙的音樂。

04
第四部分
空間與方向
不為人知的感官

16 文字愈少，空間愈大

　　我開始學習亞歷山大技巧是在大四那年。前幾堂課，隨著我的身體打開，體驗到前所未有的自由，我記得心裡想著就像在森林裡迷途了，終於找到回家的路。後來，到紐約接受茱蒂絲・莉柏薇茲（Judith Leibowitz）的師資培訓那段時間，我的經驗更像是聆聽顧爾德（Glenn Gould）彈奏巴哈賦格曲。顧爾德的演奏好像總能重新塑造我的神經系統，茱蒂絲的手也是一樣。

　　茱蒂絲多年的教導，在我腦中融合成一堂巨大的課程，其中印象最深的，就是她告訴我思考「亞歷山大的意向」：想著讓我的頸子自由活動，讓我的頭從脊椎頂端向前上方延伸、讓我的背上下左右伸展、讓我的膝蓋往前動。整個培訓過程中，我一直沒釐清這些字句的意義，但偶爾我做對了什麼事，茱蒂絲就會露出讚許的眼神。在她指導之下，我的身體似乎裝滿了氫氣一般，從椅子上放鬆、起飛。

　　但回到家裡就不是這麼一回事。我無法複製同樣的效果。根據我對老師的觀察，以及他們的手對我的效果，顯然意向對他們有特殊效果，我卻模仿不來。

　　是什麼特殊效果呢？

　　我乖乖重讀亞歷山大的意向。然後，我把意向放到一邊，想像一顆泡泡向上漂浮，或一根魔術繩子將我的頭拉向天空。我放棄使用文字。我嘗試緊盯身體，確保所有部位都在對的地方。但不論我怎麼做，似乎總是不對。

　　歷經多年體驗後，我終於解開了謎題，它終究並非不可能的任務。現在，我每次都能以某種方式在腦中想著這些字句，然後感受到身體變得更大更輕，活動方式變得更順暢自在。改變的關鍵是什麼？老實說，全都來自簡單的觀察心得。

天生的方向感

　　我兒子朱爾斯 5 歲的時候，我替他報名參加運動課程。我很好奇老師要如何應付一群 5 歲小男孩，所以第一天我選擇旁聽。快下課前他請學生看他示範側翻動作。然後他請學生試試看。我記得自己很驚訝，他竟然請 5 歲小孩子做側翻動作。我持續看著，而我的想法得到驗證。小孩子一個接一個將手舉高，倒向側面，將雙手壓上地墊。然後，他的腿還沒離地就先彎了起來，結果摔成一團。少數幾人成功把手打直，雙腿短暫離地，但他們的腿歪向一邊，手臂也很快撐不住，最終整個人倒在墊子上。

　　接著，輪到朱爾斯了。我饒富興味看著兒子。朱爾斯把手高舉過頭，跨步一踩將身體推出，同時打直軀幹，伸長的雙手一一撐在

地上。兩腳像輪輻一樣先後劃過空中。他的身體持續在空中旋轉，兩腳一一回到地面，跟著是身體，最後雙手回到原本高舉過頭的位置。他看起來像風車一樣。老師對著朱爾斯笑著說，「幹得好！」我兒子的回應卻是表情空白，意思好像是「我做了什麼？」

這故事點出天生運動員和我們一般人的關鍵差異。就像朱爾斯班上其他同學，我們大多數人的頭部一旦脫離直立姿勢，就會失去方向感。我們左搖右擺，變得無法協調或平衡身體動態。就像快被來車撞上的驚慌麋鹿，我們大腦的關鍵作業系統陷入停擺。朱爾斯屬於少數族群——體育教練夢寐以求的小孩，他們喜歡頭下腳上打轉，愈快愈好。他們不會昏頭轉向。他們可以在空間中活動的同時，輕易指揮身體部位，不論是頭下腳上或頭上腳下。

你觀察過在高低槓或鞍馬上的運動員嗎？你有沒有想過，他們在空中四處飛舞的同時，如何保持方向感呢？他們不只靠視覺瞄準地板上想要降落的點，他們還在每個動作中協調全身，維持每個部位彼此之間，以及該部位與全身、四周空間和地板的關係。每個身體部位都朝著瞄準的方向而動。

但我的 5 歲孩子為什麼能做到這些？

我沒有答案。後來，另一個觀察主題進入我的生命。我開始長時間觀察克莉歐——我摯愛的貴賓狗。

動作優雅協調的克莉歐

克莉歐首次來到我家，還是一隻 12 週大的小狗，有著滑順的黑藍色長毛，會在牠走路時款款擺動。所有小狗都很可愛，但克莉歐有兩個特點。首先，當你將牠抱起，牠不會像其他小狗一樣，全身僵硬掙扎又踢又踹，想從你的懷中離開。不論抱的動作多輕柔，牠都會放鬆全身，在你的懷中攤平。我的小孩會把牠頭下腳上倒吊，在半空中轉圈，以及跟牠玩鬧。牠不只有無限的耐心，更有厲害的抑制功夫。克莉歐沒有掙扎反應。讓我看得十分入迷。

儘管上述狀況已經不可思議，牠動起來的景象更是神奇。我每天早上都會打開門，讚嘆克莉歐衝出家門飛過臺階的景象，真是乾淨俐落。帶著一股小狗對新世界的憧憬，克莉歐在草皮上呼嘯而過。旁觀者都忍不住讚美她優雅的協調性，尤其當牠沒來由地突然全身彈起，像擠壓又釋放的彈簧一般，將自己拋向天空，張著 4 條腿，沒有翅膀卻在空中飛翔。牠的前進路線上通常沒有障礙物逼牠跳起，牠起飛似乎是單純出於快樂。牠似乎從不擔心降落的問題，哪條腿應該先落地，甚至地上有什麼東西。牠的腿總是在最完美的時機精準張開，接住身體。

牠怎麼辦到的？

我常常晚上帶克莉歐出門散步遠行。有時沒有月亮或星星，我們走在柏油路上，發現自己處在全然的黑暗中。每次經過水溝蓋，

我發現克莉歐總是能順利避開。據說狗的視力比人類差，但克莉歐總是先看到蓋子，提前閃避。有一晚我做了個體驗。我們靠近水溝蓋之前，我故意跟牠說話，讓牠抬頭看我，這樣牠一定看不到蓋子。儘管我在一旁攪局，四周一片漆黑，克莉歐還是繞過了水溝蓋。我反覆嘗試這個體驗數次。結果總是不變。

牠怎麼有辦法隨時對四周保持警戒，甚至在黑暗環境中被我干擾也一樣？

當我仰躺在客廳地板上，克莉歐捲成一團窩在牠最愛的位置，鼻子枕在我的肋骨上，黑溜溜的眼珠與我對望，這個問題常躍入我的腦海。

有天我看著克莉歐坐在客廳的八角窗前，觀察周遭的景象和聲音。然後有隻松鼠跑過鄰居的草坪。那一瞬間，牠的頭移動到頸部頂端的前上方。下一刻，牠的脊椎拉直、肌肉張力增加，四腿打直站了起來，乾淨俐落。過程中，牠的注意力始終放在松鼠上，耳朵筆直向前，高度警戒。（如果牠當時在戶外，早就一溜煙竄出去跟蹤獵物了，就像一開瓶就彈開的的香檳瓶塞。）

這一連串動作的起點是什麼？

語言使我們喪失部分自我？

克莉歐看到了松鼠。是這個視覺刺激改變了牠的心理狀態。行

動的企圖隨之而生，牠開始聚焦在松鼠上。一毫秒後，牠略略調整頭部姿態，然後起身。

也許，方向感比較是心理動作，而非肌肉動作？克莉歐的心理和我的有何不同？

當然，克莉歐不可能告訴自己該怎麼站，或騰空落地時每隻腳該放在哪裡，或使用每條肌肉的方式和時機。這個思考轉折相當有趣。我們早已習慣以人類的天生優越感看待其他動物，但現在我卻發現自己在思考，克莉歐的腦袋有什麼地方比我厲害。也許當我們取得所謂的優越地位，我們也失去了什麼。

我們所謂的心理優勢，主要特色是什麼？

有個答案像教堂鐘聲一般，不斷在我心中迴盪——語言。文字。其他動物不像我們以文字思考。他們用肢體動作和聲音來直接傳達即時的特定訊息，但他們無法賦予聲音抽象意義，或把聲音化為文字書寫，或以有組織的龐雜語法來表達過去、未來和條件時態、假想狀況、詳細設計的假定條件。

或許，獲得語言，並將大量心力投注於語言之後，我們也損失了自我的某些部分？

既然克莉歐的大腦沒有裝載語言，我決定試著模仿牠。我決定帶牠出門散步時，強制執行內心禁言令。不准在心裡胡思亂想，不准默默進行對話。克莉歐開心嗅著四周的氣息，對我心中的安排當然毫不知情。我的鼻子不如牠那麼靈敏，但在這片內心的寂靜中，

我開始注意到一些特殊時刻，當平日鬧哄哄的對話煙消雲散，大腦似乎變成了某種浮雕。我的腦袋裡湧起一種空間感。我覺得很像那種剪裁精巧的卡片，一打開就有小人物從平面紙張跳出來。我的腦海中出現一種寬廣豁達的陌生感受。

進一步體驗之後，我發現一切的文字使用——讀、寫、默想、說話、聆聽——都讓我進入我認定的「平面心理地貌」（flat mental landscape）。我發現這也包含了眼睛向下轉移，彷彿我必須停止收看眼前的景象，才能以語言思考。但每次我停止內心的語言活動，並花點時間等待，大腦就會進入另一種模式，這種全新的心理擴張感就回來了。

這種「腦袋一片空曠」的怪感覺是什麼？

亞歷山大的意向

我經常花時間在教室裡休息，一面對自己重複亞歷山大的意向，一面等學生上課。現在我才發現，只要這麼做，我的心理空間感就不見了。我開始懷疑，有沒有可能在思考語言指令的同時，還保有腦袋裡的空間感。它們似乎彼此互斥。那麼，我常常聽到的所謂「思考意向（think the directions）」（譯註：directions，英文又有「方向」之意），是什麼意思呢？其實我太常聽到這句話，根本沒有多想。熟悉不一定代表理解。

為什麼亞歷山大用了「directions（指示／方向）」這個詞？

我拿出「韋氏大學生字典」。第一個解釋是某種指令，一項「對於行動或行為的指引或監控」。它可以解讀為應該遵從的指令。這一直是我的假設。但再往下閱讀，第四項解釋抓住了我的目光：「某物體此刻或未來的移動路線或軌跡，或者某物體面對或瞄準的路線或軌跡。」

「思考意向」的意思有沒有可能是內心收到的空間感，類似我跟克莉歐散步時發現的心理狀態嗎？

之前探索抑制的經驗讓我知道，點名身體部位將導致注意力向下移出閣樓，向身體靠近，聚焦於身體感覺。我決定試著忽略亞歷山大意向中的各個名詞——特定身體部位的名字——單純思考意向本身。我把「頭部在前上方」改成「前上方」。韋氏字典的定義不斷回到我的腦中：「某物體此刻或未來的移動路線或軌跡⋯」我想如果物件要移動，當然需要空間。

有了在腦中創造空間的新能力，我可以思考特定的空間方向嗎？按照字典解釋，前上方可以視為特定空間方向，但到底是哪個角度？

我沒有答案。可能的角度非常多。一旦不必擔心怎麼移動頭部，還有注意頭部有沒有往該去的方向移動和變化，我才發現前上方的意義對我來說多麼含糊。在我的概念裡，前的成份大於上。當我坐在椅子上思考前上方的時候，軀幹往往向前下方傾斜。再怎麼

努力，我都無法把前上方往更垂直的角度思考。我決定乾脆一次想一種方向就好。

哪邊是上方？

這樣似乎比較明確，雖然偶爾我心裡的上方是略略向後，像一朵頭重腳輕的喇叭花，高高伸出花盆，隨時可能傾倒。我試著把「前方」放回上方的想法中，但眼睛一直向下轉。我似乎想要往前移動，而不是思考前方的方向。既然我不可能同時思考2個空間方向，我試著思考下一段話「背部拉長變寬」。太複雜了。我忽略「背部」這個字，試著想像「拉長」。

哪邊是拉長？

出乎我意料地，我發現這個詞讓我的思考方向往下延伸到骨盆，但我很確定亞歷山大的意向是要我們往頭部的方向想。

那變寬呢？

雖然這個詞我用過無數次，現在才知道我根本不懂。我試著在腦海裡創造一種側向擴張的感覺。過了片刻，我的肋骨活動更自在了。這個變化挺有趣的。

我試著思考膝蓋往前。那個詞——膝蓋——把我送回體內，逼著我的注意力往下靠近膝蓋。我提醒自己轉念，思考前方的方向。不久後，這似乎使我的注意力集中在前方環境，並提高了視覺敏銳度。

或許跟總是看得到水溝蓋的克莉歐差不多？

心理邊界融化了

受到上述發現的鼓舞——儘管這些成果只突顯了我的無知——我持續練習。我把意向簡化成上、寬、前。我不斷對自己重複這些字，過了一陣子，我開始能夠在腦中同時思考這幾個字了。我在腦中產生它們的意義，不是身體該去的地方，而是大腦應該瞄準的空間方向。反覆練習後，這個流程似乎讓肌肉更加放鬆、舒展。我的身體邊界似乎融化了，活動時似乎更與身體合而為一。

我坐在書桌前，思考上、寬、前等方向。我的背不累了。我跟克莉歐散步時練習，發現步伐變長了，腳步更加輕盈活潑，肋骨活動更加頻繁，滿足更大的氧氣需求。我跟學生上課時練習思考方向，結果一天漫長的教學之後，我的疲勞感變少了。

最終，我回歸完整意向。我以半仰臥放鬆法走上閣樓，告訴自己什麼都別做，然後思考讓頭在前上方。我提醒自己別把注意力放在感覺頭部，或嘗試多做任何努力。我單純讓「頭」這個字產生意義，並思考「前上方」的方向。之前我無法感受明確的方向感，這回我發現它自然出現了。

接著，我嘗試思考讓背部拉長變寬。我把這句話改成讓背部「向上」延展和變寬。我重複同樣的步驟。我停止直接活動背部，或感受身體出現什麼變化。我思考「背部」一詞的意義，以及向上接近頭部，還有變寬的指示。

　　然後我想著讓膝蓋向前釋放。膝蓋本身並不重要，我這麼提醒自己。我走上心理閣樓，然後想著前方的方向。接著，我才默想整段意向。我一邊這麼做，一邊發現呼吸情形再度起了變化。我的眼睛對焦更準確了。我覺得更無邊無際，更不受限，身體和心靈都更朝「上」而去。

　　當我一邊思考這些意向，一邊嘗試坐進椅子和起立，新的動作模式出現了，而且我的顯意識並未對自己灌輸任何正確移動方式。類似的改變曾經在抑制時出現過，但還不只如此。我感到自己更完整了。我移動的時候，全身各部位更緊密無間。

　　過了一陣子，我發現體內有種不同的東西在運作。我不必一直重複意向的字句。某種空間意識更加頻繁出現。我幻想自己腦部有個三維同時轉動的迴轉儀，讓我有能力依照周遭空間來決定身體動態。這些發現讓我感到欣慰，但我忍不住懷疑這就是亞歷山大所謂的意向（方向）嗎？我需要更多證據。

　　如果我把這種空間思考模式教給學生，再觀察他們因此產生什麼變化呢？

　　有天我在課堂上突然閃過一個想法。我鼓起勇氣，請當時正在半仰臥放鬆的學生把眼睛打開看向前方。接著我請她在心中想像一張紙的畫面。

　　「你可以在腦中看到一張紙，也許標準信紙大小？」

　　「可以。」她說。

「好，你可以用點想像力，把腦中那張紙折成一個方塊或紙箱嗎？你可以看到這張紙產生深度和立體感嗎？」我看著學生的表情，突然覺得不知道為什麼，我可以看到她思考那個畫面。

就在我差點放棄這個看似不可能的想法的時候，學生開了口，「好，看到了。」

或許我的猜想有幾分道理，我這麼想著。

「你現在思考這個立體方塊，跟之前想像一張平面紙張的時候相比，心理狀態有什麼不同嗎？」

「當然，」她說，她的語氣告訴我她覺得很有意思。

我自己也著迷了。我決定繼續這項體驗。「現在刪掉腦海中的方塊，我們換別的東西試試。如果我請你思考上方這個方向——往頭頂的方向，就像剛剛想像立體方塊的方式差不多——你可以做到嗎？你可以意識到朝上方的頭頂，甚至超越頭頂的方向嗎？」我仔細觀察。我再度感到我能看出學生的思緒，她也在不久後再度宣布成功。

「好的，」我說，「寬呢？想像寬是什麼意思？寬的意思是把你的左右兩邊同時延伸出去，像是有煙霧從兩隻耳朵同時冒出來一樣。」她沈默許久。她雙眼的焦距似乎略有不同，在此同時，她的臉雖然沒動，卻起了某種變化。她的左臉似乎出現某種擴張感，但右臉卻沒有。

「怎麼了？」我問。

「好奇怪。」

「什麼好奇怪？」

「我可以往左邊想像寬，但右邊不行。」

當下我不知道哪一個更讓我吃驚，是學生能了解我的請求，或者她還沒開口，我似乎就知道她在往左邊想像寬，但不是右邊。既然我沒跟她解釋，這項體驗對我跟她一樣都是全新的未知領域，我就暫時壓下驚訝之情，試著不帶情緒地回應，「好，再花點時間試試看。」

過了一會她綻開笑容，「好多了，我做到了。」

「現在再換一種試試看。你可以想像前方嗎？想像你前面的方向。因為你躺著，所以就是朝天花板。」

又是一陣沈默。她的眼睛向下轉，然後又回到上方。我繼續等著。她的肋骨動作變得更輕鬆，眼睛也似乎更敏銳了。這回我們一起笑了。我們都不必開口。她知道我知道她懂了。

「你可以把全部結合嗎？」我問，「你可以同時想像上、寬和前方嗎？把這些字一個一個對自己說，但每次加入新的方向，都要記得意識到前一個方向，直到全部都納入腦海為止。就像是想像立體方塊一樣，但不必想像方塊的畫面。」

很難用文字描述我看到了什麼。不能稱之為外顯的身體變化，但就像之前幾堂課，我的學生似乎散發出什麼。就像立體卡片一般，她似乎得到了更多立體維度。她同時也看起來更加專注，不再

圖 16-1 │ 學生向下聚焦感受身體
時的臉部表情

圖 16-2 │ 學生進行空間思考：
上、寬和前方的臉部表情

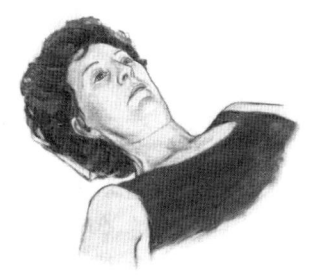
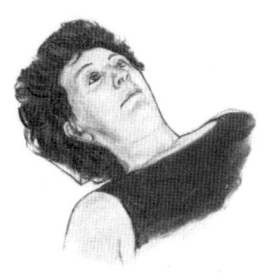

受限。更令人驚訝的是，平時這名學生總是掛著一副強烈緊繃的表情，當天她剛到的時候也是一樣。過了幾分鐘後，她的表情完全變了（見圖 16-1 和 16-2）。

　　我不知還能做什麼，於是像平常那樣結束那堂課。後來她走出大門的同時，轉身對我露出半抹微笑，驚訝地說，「我覺得蠻舒服的。」

嚴重姿勢不良的少女梅根

　　上述經驗讓我深深著迷，我決定繼續拿學生做體驗。有天一位新學生報到。一位青少女，她的媽媽解釋，她女兒梅根嚴重姿勢不

良，而且似乎很憂鬱、緊張又不願溝通。親自詢問之後，我發現這名學生很聰明，愛看書，寧可待在房間裡讀書，也不願跟朋友出去或從事運動。

上完第一堂課，我就了解她母親的意思了。儘管梅根有注意我，卻很少說話或看著我。她的背像新月一樣彎，肩膀駝成弧形，她把雙手垂在大腿間緊緊握著。一堂課下來，她對我的指導幾乎全無反應，讓我懷疑每星期上一次亞歷山大課給 13 歲的孩子聽，是不是期望太高了。接著我又思考，該如何碰觸這位極度內向孩子的內心。

大概上了 5 堂課，我們逐漸熟起來之後，有天我請梅根在腦中想像一張紙變成一個方塊。接著我問她是否注意到任何自身變化。她很快點頭。

「可以說出來嗎？」我謹慎地問著。

「我腦袋裡的空間變大了，」梅根毫不猶豫地回答。她這麼快就有感覺，讓我相當驚訝，但我什麼也沒說。我遞給她一本書，請她唸給自己聽。

「你有發現看書的時候，自己有什麼不同嗎？」我問。

她再度毫不遲疑地說，「我腦袋裡的空間不見了。」

既然這位學生如此聰明，我們就把那堂課剩下的時間拿來練習如何保持腦中的空間感，但又同時閱讀。下課時，我請她用接下來的一星期回家練習。

　　一星期之後，當梅根帶著笑容走進教室，抬頭看著我說話時，我發現我訝然無言。她輕鬆友善又開放的態度，讓我以為她不是同一個學生。那次上課過程中，她持續微笑、聊天、發問，並討論學校和朋友。我問她有沒有回家練習空間性思考。她說有，而且覺得挺好玩的。她的語氣實在太自在了，彷彿不用再多說什麼，於是我建議她以後在讀書時繼續練習。

　　我們後來討論了其他主題，但之後一個月間，我的學生變得積極又專注。梅根每週都帶來對自我的新發現和對課堂的看法，也與我分享她的改變，以及她看到同班同學姿勢不良的情形。她想改變自己，似乎也很喜歡新的自我感受。後來她母親希望找一位近一點的教師，減少她的開車距離，於是我們的課程畫下句點。我答應了，但心中頗為遺憾。我也從沒忘記這位年輕學子在課堂上的驚人變化。

　　好消息是，有技巧的意向並非少數人才有的天賦。我們也能有意識地啟動這項自我機能。在第 18 和 19 章，我們將持續探索這項技巧，了解它在腦部的源頭，為何罕為人知，以及我們如何削弱了這項與生俱來的重要能力。在第四部分尾聲的自我體驗單元，你將有機會學習送出意向，並用這項技巧改善你的活動方式。不過首先，我們將在第 17 章稍稍歇息，回顧身體感覺，看看身體感知為什麼會阻礙意向的學習過程。

17 感覺的問題何其多

平衡和協調性是我們常聽到的詞彙。但它們到底是什麼意思？更重要的是，我們要如何改善站立、活動和進行一切日常動作時的平衡和協調性？

為了回答這些問題，讓我們回想一下學過的東西：我們無意識的心身習慣干擾了自身的驅動技巧。這些壞習慣同時因為腦部對身體感知的錯誤詮釋而加深。亞歷山大將這個現象稱為自我感覺良好（faulty sensory appreciation）。當他看著鏡中的自己，他發現自身感受不能作為可靠的判斷依據。他學會了抑制，開始避免錯用身體的習慣之後，意外發現感覺判斷力也跟著變好了。

為什麼會這樣？大腦非常有彈性：可以學習、忘記、再重新學習。隨著我們以不同方式活動，大腦收到了全新的身體回饋。之後，腦部針對這份訊息產生新的詮釋。就像嬰兒學步，我們在改變動作方式的同時，也舖下新的神經連結和路徑。但精準的感覺判斷力雖然重要，卻可能阻礙我們學習如何意向。如果我們想學會如何在起立、活動和生活中，獲得更好的平衡和協調性，我們的目標就不該是更精準地判斷感覺──這只不過是第一步。

想變更強的棒球員納森

我的年輕學生納森之所以來上課,只有一個理由:他想成為更好的棒球選手。我們一起練習過打擊、接球和跑步。現在他希望改善投球能力。他的父親喬爾在熱愛棒球之外,本身也積極學習亞歷山大技巧,他同時參與上課。隨著我們走向後院,他把我拉到一旁說,「納森的優勢在外野。他的打擊被你指導之後也變得好多了。但投球我就不確定了。」

我點頭微笑作為回應。「出來吧,」我向納森說著,「讓我們看你投球。」

納森是個不到 15 歲,有金棕色頭髮的安靜男孩。他走到院子中間我站的位置,衝著我害羞微笑。他的父親當起捕手,等在另一頭。

「好,納森,投球吧。」

納森做好準備,將球投向父親。球太高了。

「多丟幾球看看,」我說。

納森繼續投球。不是太低、太高就是太歪,怎樣都進不到好球帶。我問他教練怎麼教他投球的,他給了我一大段冗長而技術性的手臂動作說明。與我的觀察相符。我看著他的動作,發現納森把全副心思全放在手臂上,希望從投球的手臂感覺,判斷出他的動作與想像中是否吻合。

　　「好，納森，我希望你這麼做。把教練教你的手臂動作全部忘掉。」我無法忽視他臉上的懷疑，因此繼續補充，「暫時忘掉你的手臂，好嗎？其他時間你可以一直想沒關係。現在，我要你看著你爸爸的手套，別擔心手臂、球或投球姿勢。好好看著手套，眼光不要移開。從準備投球到完成動作，到前腳踩下，到投球出去，甚至到球離開你的手之後，都要看著手套。懂嗎？」

　　納森露出不確定的笑容，但沒有看著我的眼睛。「你懂我的意思嗎？就像打擊遊戲一樣，但這次你要想著不要投球。然後想著看手套。」

　　納森向我點頭，我隨後退開。他靜靜站了一會。他的眼光越過草坪望著父親。稍早前向下以及向內專注的表情已經消失。他退後，揮臂，將重心前移到左腳，同時專注於草坪另一頭的手套。隨著他的手臂越過身體，輕鬆而順暢的揮動，他持續緊盯手套。球脫手而出，但納森並未把目光從手套上移開。片刻後，棒球直接命中目標。

　　「嘿！」他的父親興奮高喊，「哇！」

　　納森沒說話，但他的笑容顯然傳達了興奮之情。他的表情也告訴我，他不太相信自己辦到了。我重複了指示。他再度投球──直接命中手套。納森的臉上又驚訝又開心。

　　「懂了嗎？你不必太專心感覺手臂。告訴自己不要那樣。你的手臂自然會做該做的事，只要你注意看著手套就好。思考你想要的

投球目標。看著手套。不要停止看手套。這是最重要的。其他的事自然會發生。」

~~~~~~~~~~~

　　我們在第六章看過貝蒂單腳站立跨步前進，納森的障礙跟她不同，不是因為過度緊繃或協調性扭曲了感覺判斷。然而，感覺是他的問題來源。納森受到教練的明確指示，知道投球時手臂該怎麼動。結果他卻學會過度專注於手臂，希望藉由手臂的感覺來確認投球動作是否正確，並進一步調整校正。納森跟許多人一樣，以為注意投球時手臂的感覺，就能更有效執行教練的指示，投得更好。但將全副心思放在手臂上，他反而限制了空間意識。儘管他的感覺判斷是正確的，卻沒有把注意力放在該放的地方——想著對的方向——也就是他希望投中的目標。

　　我們用感受來了解身體現況的方式，與我們給自己意向——以空間思考——藉以指揮自身的方式，兩者並不相同。透過感覺回饋，我們能夠掌握身體動態。但想要有技巧地平衡和協調身體在空間中的活動，絕大部分得靠意向。

　　矯正納森的問題並不難。他不需要太多說明。請他專心看著手套，他就恢復了體內的導向機制。我不必請他按照亞歷山大的方式進行意向，只要請他把注意力放在手套上，他就改善了自己的空間

思考。這也成為他改善整體投球協調性的重要因素。就像傑瑞學會看球，讓幫手決定揮棒的時機和動作，納森也停止過度專注於感覺，以及決定投球的手臂動作。因為專心看手套，他恢復了空間方向感的機制。過程中，他體會到透過感受得知以及透過意向引導這兩種身體活動方式的重大差異。

透過納森的故事，我們看到許多表演者和運動員所接受的指導本身有極大問題。他們接受許多特定身體部位該如何動作的具體指導：手肘要這樣、手指要那樣、手臂該這樣舉起來、膝蓋要彎曲等。儘管有些是學習任何技巧活動都一定要會的，但也可能無意間讓我們變得完全專注於感受。我們假設只要夠努力，以這種方式學習、分析和專注於某種感覺（不論對錯），我們就會知道身體狀況，知道該做什麼動作，而且充分完成。我們假設感覺與認知是學習動作技巧的充分與必要條件。

但別忘記，我們的感覺源自輸入訊號。它們是由於身體發生變化而進入腦部的訊息。感受到感覺能令人安心，也能得到資訊，但有點像狗在追自己的尾巴——聚焦感受讓我們不斷在體內折返跑。只有在動作發生之後，感覺才會進入意識層次。因此，當我們專注於感覺，我們其實是把注意力放在一件已經發生的事情上，儘管只不過是幾毫秒之後。相反的，意向就像抑制，是一種輸出訊號，是大腦的指令，命令身體開始動作。為此，我們必須送出訊號（一個念頭），而非聚焦於結果上（一個感受）。回到之前的譬喻，聚焦

於感受就像從飛機上俯瞰景色；意向則是我們怎麼駕駛飛機，決定我們想去的地方。

我們常常誤以為，精確的感覺認知就足以改變和改善我們的動作模式。這就是我所謂錯誤感覺詮釋中的「錯誤」。精確感受我們的動作並不夠。我們不只得學會抑制，更必須學會意向。

進一步探討這項技巧之前，我們得先思考另一種太過專注感覺所產生的問題。

平衡感不佳的舞者南茜

可愛的年輕舞者南茜，有一頭棕色鬈髮、漂亮的臉龐和纖細的身段，她來上課是因為她的平衡感不佳。「你可以幫我嗎？」她問。後來她上了大概 15 堂課。今天，我請她站在鏡子前面。

「南茜，」我開始上課，「請你以單腳站立看看。隨便哪一隻腳。讓我看一下你的動作。」南茜的雙手立刻向兩側平舉，將重心轉移到左腳，右腳向前抬起，腳趾筆直延伸。她的站姿有如石塊，一動也不動。我請她再做一次，這回以右腳站立。她精準重複了同樣的程序。（見圖 17-1）

「好，這次我希望你像之前一樣，左腳站立，把右腳舉起來，

圖 17-1 │ 南茜以左腳站立，右腳抬起。她的表情緊繃，下顎內縮，頸部緊繃僵硬。她的肩膀、手臂和手指也緊繃著。她的上半身拉直，表示背部肌肉正在收縮，她正在憋氣。她的眼睛並未看向前方，而是專注觀察內部的身體感覺。

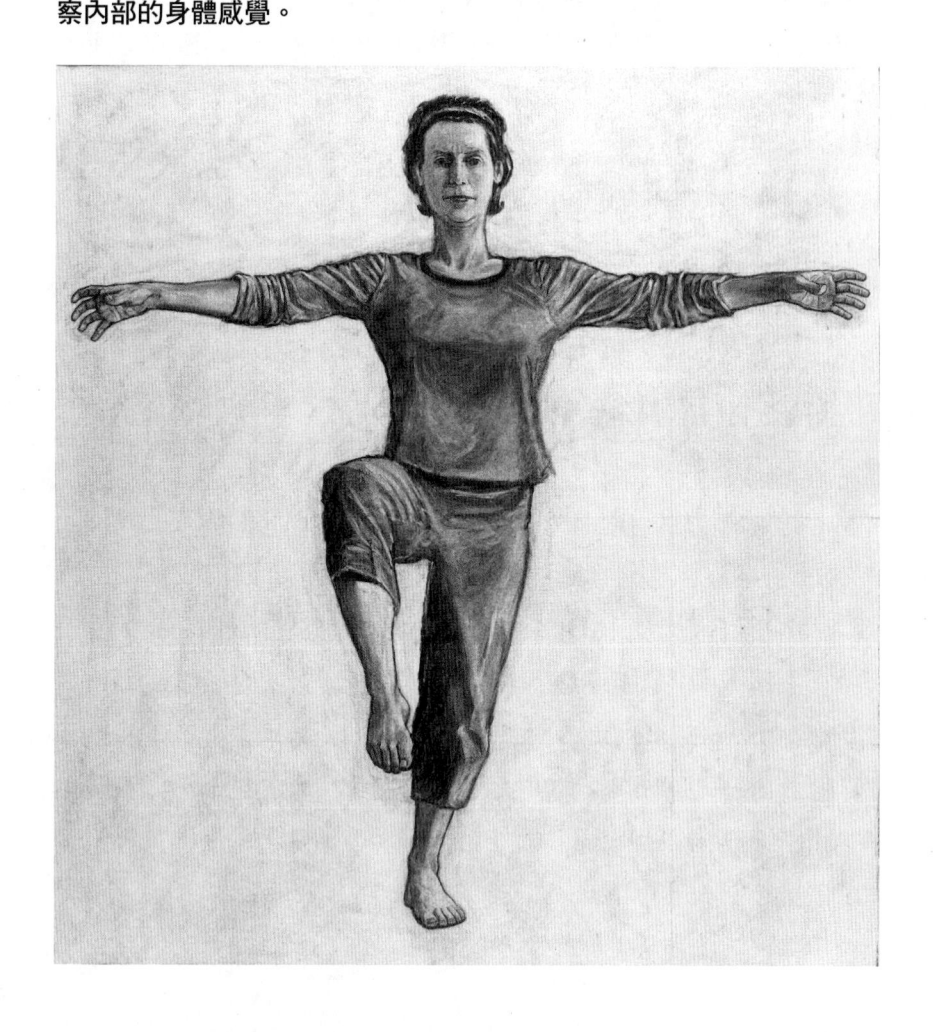

可是請你接著把右腳舉在空中，並在身體周遭畫一道弧線。右腳先移到身體側面，再到後方。」這是一個相當標準的芭蕾動作，我知道這位學生了解我的請求。

南茜像之前一樣開始動作。但當她開始緩慢而刻意地移動右腳，撐在地面的那隻腳卻開始搖晃。當她努力避免搖晃時，我看到她的左腿肌肉更緊繃了。但她卻晃得愈來愈厲害。她的眼光向下，嘴唇緊閉。她持續以右腳畫著弧線，直到右腳終於來到身後。

「好，請把腳放下。」

南茜放下右腳，喘了一口氣，然後上半身向前癱著，伸展背部肌肉。就在完成動作這段短短的時間內，她已經感到相當吃力。

「你覺得你想做到什麼呢？」我輕柔地問著，「你能敘述你的目標嗎？」

「有時在舞蹈課程中，我會找到平衡。感覺非常輕盈自在。我希望能再度找回那種感覺，但通常做不到，而且會開始搖晃，所以我試著矯正回來。然後我精神緊繃又沮喪，對自己生氣。為什麼我不能每次都找到平衡呢？」

她想找回過去的一種感覺？

就像納森，南茜的肢體相當協調。她也同樣過度專注於感覺。不同的是，南茜並不是初學者。她已經花了無數個小時在舞蹈教室和台上表演。由於她的經驗豐富，她能夠在腦中喚起過去感覺的回憶。就好比她想起另一次搭飛機的景色，當時飛機朝不同的方向而

去。她將自己導向一種感覺，但那不過是另一次感覺的回憶。當她移動腿部，她失去當下對自己和周遭的一切意識。她忘記了現在。南茜的心思全在過去，希望挽回一個記憶中的理想境界。

對感覺高度敏感的人，通常選擇舞蹈、體育或其他運動活動作為職業。他們喜歡動，一部分是因為運動帶來的強烈感受充斥著他們的意識。在所有感官當中，身體感知是他們的最愛。他們喜歡身體運動的感受，通常也能細細描述每個神奇感受的瞬間。雖然享受這樣的回憶沒什麼不對，但如果想學好高度平衡和協調技巧的複雜動作，這樣並不夠。

替南茜這類職業與動作相關的專業人士上課，本身是一種特殊挑戰。很難說服他們放棄本身自認該有的感受，當我請他們抑制對感覺的過度專注，他們的反應彷彿我要他們放棄傳家珍寶。我的工作是用雙手讓他們體驗不同的活動方式，一種他們不曾感受過的方式，而且更加平衡和協調。慢慢地，他們會願意放棄「透過感覺得知」的模式，努力以「有意識的意向」取而代之。

18 人體第七感──負責平衡與協調的前庭系統

在第五章，我提議身體感知應被視為人類的第六感。我將在本章討論另一種感覺構造，所謂的「前庭系統」（vestibular apparatus），並解釋為何這套系統應被視為第七感。另外，我也將探討這套系統如何運作，藉以突顯它在驅動技巧中扮演的重要角色，幫助我們平衡和協調動作，同時使我們有意向的能力。一開始，讓我先簡單解釋什麼是感官系統。

舉例來說，你的眼睛是一組特殊的感官構造，目的在於接收特定種類的刺激（光線），並將之聚焦在眼睛後方，從而觸動光敏細胞反應，啟動視覺神經。這些神經發射訊號到腦部後方的視覺皮質，腦部處理這些刺激並加以詮釋，結果就是我們所謂的「看見」。說我們用眼睛看東西，其實是張冠李戴。我們靠眼睛把光線聚焦和轉變成神經刺激，但我們得靠大腦才能看見。同樣的，耳朵也有特殊構造，能夠把聲波轉變成神經訊號，讓我們有了聽覺。鼻子和嘴巴也有特殊構造，對我們能聞到和嚐到的空氣和水中份子敏感。因此，每個感官都把特定刺激轉變成神經訊號送到腦部，後者

接收訊號並將之轉變成完形心理學（Gestalt）中所謂的知覺意義。

不過，腦部處理並詮釋訊號的方式並不簡單，也非無法避免。大腦在幼兒關鍵成長期學會了詮釋感官輸入。另外，每個人的經驗、訓練和注意力強弱都可能改變，甚至增強腦部的感知能力。例如，職業樂手聽音樂的方式與未經音樂訓練的素人不同。感官刺激不足也會影響腦部的感知能力。對於不常用的感官能力，腦部的注意力也會下降。

在第五章，我們發現大部分人的認知是人類有五感：視、聽、嗅、味和觸感，同時我們也知道名單少了第六感的身體感知。同樣缺席的是另一組感官系統——前庭系統，位於看不見的頭骨內部，在頭部兩側的內耳旁邊。這組感官系統常常在討論知覺時被忽略，或被歸類在**本體感覺**（proprioception）的項目下，其定義較廣，為我們對身體動作的知覺。但本體感覺受器位在肌肉和關節，所以位置和結構都與前庭系統不同。另外，這些受器讓我們知道肌肉和關節動態，而前庭系統則是告訴我們頭部的動態。況且，前庭系統送出的感覺輸入訊號，是通過第八腦神經的分支，抵達腦部特定區域。這些差異足以證明前庭系統應被歸類為獨立的感覺系統，也就是第七感。

前庭系統維持大腦三維空間感知

前庭系統（別忘記你有一對系統，頭部兩側各一組）包含 3 個狹窄、精巧的半圓形管子（所謂的半規管）。腦部的三維空間平面上各有一個半規管：垂直面（上下）、水平面（左右），或縱切面（前後）。管子內部充滿了濃稠的液體。管壁也有像毛髮般突出的特殊細胞。當你的頭部左右傾斜、水平轉向或前後仰，那些液體就會推動毛細胞。結果這些細胞會刺激神經，對腦部送出輸入訊號。當你的頭部加速或減速時，譬如開車時突然改變車速，這些毛細胞也會動起來。另外在頭部隨身體在空間中移動時，譬如彎腰或從椅子上站起來，這些細胞也會受到刺激。

舉個簡單例子來說明這套系統的運作模式。想像你坐在書桌前，聽到背後的門「碰」地一聲被打開。你的頸部肌肉立刻收縮，把頭部對準聲音，如此眼睛和耳朵才能替聲音來源定位並找出原因。轉頭的同時，水平半規管內的液體也跟著動起來。管內的毛細胞受到刺激，將資訊送到腦部（頸部肌肉和關節的本體感覺受器也同時發送訊號），告訴大腦你的頭部在空間中水平旋轉。接著，腦部收縮肌肉使你轉身，以頭部為準將身體重新定位，這樣你才能朝想去的方向前進。

前庭系統也包含了兩個叫做「橢圓囊」和「球狀囊」的小構造。它們同樣裝滿了液體，但內部懸浮著微小的鈣結晶，叫做「耳

圖 18-1 ｜ 定位方向：[A] 垂直上方與 [B] 頭頂上方。

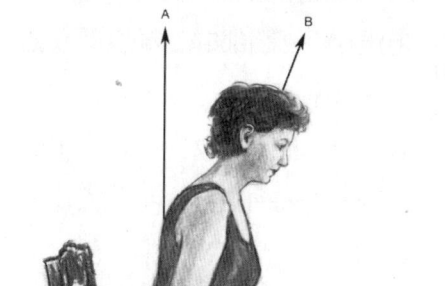

石」。只要頭部移動，耳石就往重力方向移動，就像搖晃透明雪花球的結果一樣。耳石移向對壓力敏感的細胞，觸發感覺神經。如此一來，你的腦部就了解頭部相對重力方向的動態。

許多微小而複雜的前庭系統職責，對身處空間和重力場中的動物來說非常重要，學者仍在破解前庭的祕密。所幸，我們不必等他們幫我們找到答案。只要看看前庭系統失常下的人體行為，我們就能深刻理解其作用。

人體空間定位系統

我們可以稱呼前庭系統是一組空間定位系統，因為它同時能感應頭部動作方向以及頭部相對重力的位置。舉例來說，你坐在椅子上一陣子之後，耳石就不再移動，半規管液體也穩定了，從第七感傳來的刺激變得極少。但當你彎身向前準備起立，大腦會立刻收到

前庭資訊，以便規劃座標，準備定位：它透過耳石掉落的方向得知地面方向進一步推導出與重力相反的方向──我所謂的「垂直上方」（見圖 18-1[A]）。它也透過半規管液體的動態，得知頭部移動方向──我所謂的「頭頂上方」。（見圖 18-1[B]）

　　身為成人，我們大部分時間花在站與坐，這兩種姿勢下，垂直面的半規管都對準了垂直上方。但情況並不總是如此，我們可能彎身準備站起或

圖 18-2 │ 嬰兒坐姿：軀幹向上平衡協調，頭部維持在頸部前上方，手腳向體側伸展。

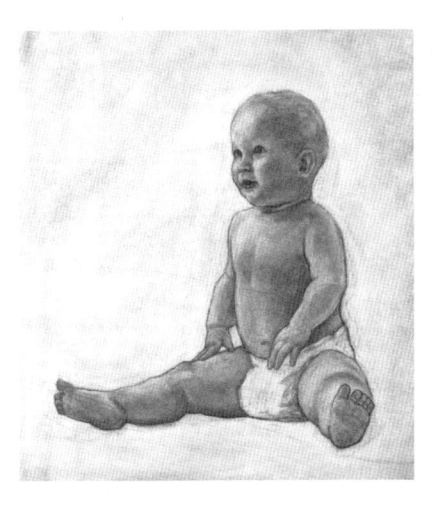

坐下，或游泳，或後空翻。在這些較為激烈的活動中，大腦成了嫻熟的數學家，利用前庭系統資料計算座標（地面、垂直上方、頭頂上方）之間的不同速率與相對角度，以便決定自身位置，同時將身體導向目的地。

　　這種定位能力的基礎，是經常被忽略的前庭系統基本功能：為了替身體空間定位，我們的腦部必須具有認知空間的能力。3 個半規管的輸入訊號讓我們有能力認知 3 個空間維度，並掌握精準的空間方向，就像我們先瞄準再投球，或伸手拿書架上的物品。

前庭系統讓我們做到什麼呢？現在我們比較懂了，前庭系統讓我們有空間思考的能力，或按照亞歷山大的說法，擁有意向的能力。

不停修正直立姿態，以保持平衡

前庭系統經常被解釋為人體平衡器官。其典故為 1830 年代，法國學者弗盧衡斯（Jean Pierre Flourens）割傷鴿子耳朵以測試耳朵的感官功能。他原本預期造成聽力損失。但他嚇了一跳，發現鴿子反而走路跌跌撞撞，繞圈打轉，直到抵達房間的黑暗角落，然後牠們就坐下不動了。如今我們知道，關閉了前庭系統後，弗盧衡斯等於讓鴿子得到懼高症。相關研究經常被引用，說明前庭系統幫助人類平衡。但這個例子可能會讓人一知半解。我們可能會誤以為，鴿子走路失去平衡，一定是因為前庭系統沒盡到穩住肌肉，保持鴿子直立的職責。

你試過溜冰或是溜滑板嗎？你馬上就會發現，第一項挑戰就是如何避免摔倒。這些活動需要高度平衡技巧。很快你就知道，維持平衡沒那麼容易，但有些人（尤其像奧林匹克滑冰選手）就是比別人能夠維持平衡。你也會馬上學到，平衡不是把身體固定在同一個姿勢。如果你過度緊繃肌肉，反而會馬上跌倒。你的身體反應，必

須取決於腳下「地面」與你的相對動態。隨著身體各移動部位重心所在的空間位置、相對位置和相對重力位置改變，你愈能精確快速地小幅調整身體，就愈能保持直立。

現在我們更能體會，平衡不代表鎖緊肌肉，硬是維持某種姿勢。回想一下上一章南茜的例子，她相信平衡就是身體完全不能動。當她開始抖動，她的反應是更用力緊繃，不准自己亂動。但全身繃緊不敢亂動並不是平衡。有技巧的平衡意思是維持全身的某種狀態，最精確的敘述是使用最小的肌肉力量，同時保有最大的動作潛能。另外，為了讓前庭系統充分發揮協助平衡的機能，頭部必須有動作。當我們全身僵硬不動，第七感就很難幫我們平衡。如果你看過平衡高手的表現，例如高空鋼索表演者，你會發現全身都充滿了柔軟的彈性，尤其頭部不斷在動，儘管幅度非常小，也因此才能不斷將重要的空間定位資訊傳送到大腦。

總之，第七感協助我們平衡的方式，並非緊繃肌肉固定姿勢。比較精準的說法，平衡應該是極度細微的持續性動態修正直立狀態，而非固定不動。為了這個目標，脊椎上的頭部微妙平衡及可移動性變得至關重要，如此才能刺激第七感，使前庭將資料送到腦部，計算出空間定位，尤其是地面的方向，以及頭部動作的方向。

視覺和身體感知幫助維持平衡

試試看這個簡單體驗：以單腳站立一陣子。接著閉上眼睛重複一次。你會發現眼睛閉著比較難平衡。為什麼？不論你是站著或坐著，只要不動，前庭系統的資訊就會非常少。你的大腦主要仰賴視覺輸入來平衡你的直立姿態。舉例來說，它可以把房間牆面當成線索，告訴腦部直立是哪個方向。你通常不會意識到自己正在利用視覺維持直立，但當你閉上眼睛單腳站立，就會發現視覺的重要性再明顯不過。除此之外，腦部還利用本體感覺受器的輸入，例如膝蓋正在打直而非彎曲的訊號，以及身體感知輸入，例如腳底接觸地面的感覺。

簡言之，平衡需要綜合感官系統，但它們的角色隨著正在進行的活動而變。如果你在跑步，那麼頭部正在空間中移動，前庭輸入的作用較強，尤其是加減速時。如果你在滑雪，高速衝下陡峭的山坡，不時急彎，跳過一座座雪堆，頭不斷移動、加減速，同時改變與重力和身體的相對位置，而且你的頭頂上方與垂直上方也沒有對齊，這時候前庭系統的維持直立作用就大得多了。

不過，如同先前說過的，平衡也是一項後天習得的技巧。它不會總是自然出現或完美運作。因此，你的平衡技巧可能受到後天習慣的阻礙。舉例來說，如果你過度倚賴視覺協助平衡，下坡滑雪時，軀幹就會稍稍向後傾斜，貼近垂直上方。這也造成整個人的重

心向後移，可能會導致滑雪板往前滑出。或者，如果試著靠身體感知來平衡，你會把心思放在感覺上，判斷各種感覺的意義，藉以調整肌肉活動，但你的反應會太慢，而且通常力道會過大。而如果你過度繃緊肌肉，固定頭部和頸部的相對位置，希望藉著肌肉出力的安心感來避免摔倒，你等於不讓關節做出細微的調整動作，尤其是頭部動作，因為這是讓第七感發揮最佳效能的必要條件。

前庭系統是一組空間定位、修正、指示和平衡系統。

嬰兒輕鬆啟動肌肉張力，支撐脊椎

我們的第七感還有另一個重要的功能值得思考──它對協調性的作用。讓我先聲明，我對這個字的定義不是動作做得多好，例如我們可以跑多快、跳多高，也不是指特定身體活動所需的特定技巧。我的意思是，身為直立而平衡的二足動物，我們做任何活動都該同時進行的一種細微動作。

當前庭系統將座標送到大腦，腦部會跟著把指令送到頸部和軀幹肌肉，調整肌肉張力。肌肉張力是持續性的低強度肌肉活動狀態，讓肌肉可以長時間運作。張力對於軀幹的深層肌肉結構特別重要。（這是我們在第三章談過的初階脊椎動物驅動系統。）前庭系統送出訊號給大腦，腦部跟著啟動肌肉，增加肌肉張力到足以支撐整條脊椎的程度，使脊椎能夠抵抗地心引力，維持直立姿態。換句

圖 18-3 ｜ 狗：放鬆的坐姿。 　　　　圖 18-4 ｜ 狗：增加伸展協調性的
　　　　　　　　　　　　　　　　　　　　　　坐姿。

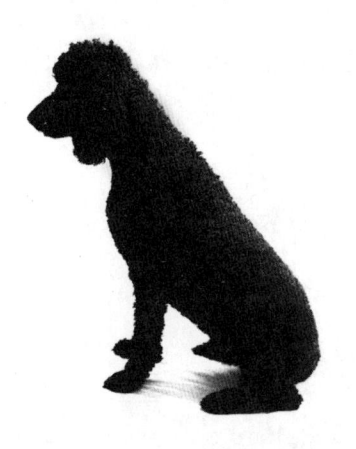 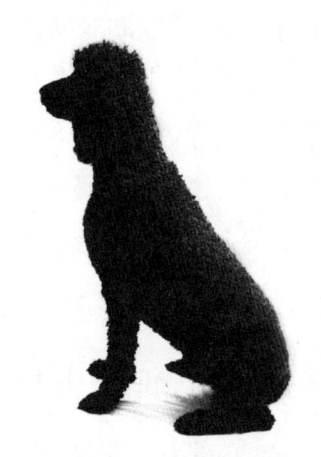

　　話說，第七感有助於協調軀幹肌肉，使脊椎獲得支撐，並向頭部方
向伸展。

　　在圖 18-2（P.243）當中，我們可以看到嬰兒坐下的伸展協調
動作。所有健康寶寶的坐姿都是這樣。他們並未有意識地決定坐
直，或告訴自己把身體撐起來。嬰兒的軀幹向上伸展，像是被隱形
繩索拉著。然而，這張圖無法點出嬰兒伸展動作的重要因素：嬰兒
懸在頸子上的頭部經常小幅搖擺，軀幹也經常以髖關節為支點而晃
動。如此產生的一連串前庭訊號，讓嬰兒的腦部得以調整深層背部
肌肉的張力，維持坐姿的軀幹直立。

　　我們可以透過圖 18-3 和 18-4，看看另一個伸展協調動作的例

子。第一張圖中，柏利放鬆地坐著，漫不經心。下一張圖，什麼東西引起了牠的注意力，牠變得更警覺了。現在，牠的頸部稍稍向後移，頭部在頸子上微微前傾。透過這些前庭輸入訊號，牠的大腦增加了背部肌肉張力，產生軀幹伸展的反應。亞歷山大將這種向上協調的機制稱作體內的初階控制，是人體動作的基礎和助力，有助於協調軀幹與頭部的相對關係。

然而，如果你把嬰兒圖與約翰和愛琳上第一堂課的姿勢（見圖1-1（P.37）及2-1（P.47））比較，你可能會質疑上述理論的正確性。約翰和愛琳與嬰兒相差甚遠。他們的坐姿都不如嬰兒自然向上直立。約翰靠在椅背上，導致脊椎彎曲；愛琳則是脊椎僵硬不動，壓迫椎間盤並導致骨盆前傾。他們兩人的坐姿都失去平衡或伸展協調性。可悲的是，他們並不是少數例外，大多數人的狀況都一樣。我們很少看到成人像小孩一樣輕鬆坐直。

在第四章，我認為身心失聯的問題是來自生物構造。無意識的慣性動作模式對腦部送出身體感知，導致錯誤自我認知以及既定成見，造成行為偏差，而我們沒有能夠自我校正的客觀系統。除此之外，我們的自我防衛系統也跟驅動系統緊密結合。長時間的威脅訊號──經常來自自身──刺激杏仁核產生慢性的肌肉適應不良反應，更加深了惡性循環。

減少言語，讓大腦休息一下

但我們面對的挑戰不只這些。數百萬年前，人類開始發展出語言思考能力時，頭骨已經沒有額外空間容納負責這項機能的神經元。結果呢？學者說在發展語言之前，我們有左右兩個腦部區域負責空間思考。顯然，其中一個區域被挪用做語言區。今天，我們的空間思考「腦力」真的大不如前。另外，由於我們有語言天賦，我們會加以善用。大多數人醒著的每一刻都在閱讀、書寫、說話、聆聽，或在腦中默默地自我對話。如同梅根的例子，這種狀況可被視為一種濫用症候群，造成腦部「部分停電」：由於太多心理活動爭搶有限能量，結果每個都不夠用。我們把腦部注意力放在語言，而非空間。

除此之外，既然大多數人無意識學會以視覺輸入做為維持直立的主要方式，大腦對前庭訊息的注意力跟著下降。你可曾注意到，小孩都喜歡盪鞦韆，還有在立體鐵架上全身倒吊？很多成人盪鞦韆幾分鐘就會噁心不適，也很少看到倒吊的大人。成年的時候，我們早已習慣把頭頂上方對齊垂直上方了。這嚴重減少前庭系統的輸入。久而久之，大腦逐漸適應前庭訊息不斷減少。但我們的感官系統必須多用，腦部的感知能力才能不斷微調和進步。頭部活動愈少，我們的第七感就愈缺乏刺激和使用。

尤其是頸部、下顎、肩膀和上背部肌肉過度緊繃，也導致特定

問題出現。亞歷山大曾正確指出，由於前庭系統對頭部動態敏感，頭頸肌肉的過度緊繃和協調不良，就可能會讓前庭資訊扭曲失真：首先，頭部與頸部相對位置可能是僵固的；第二，頸部正常向上的角度可能受到破壞（會造成頭部位置失常）。在頭頸協調不良的情況下，還希望動作有效率和技巧，就好比把一支雨量計放在樹下的斜坡上，卻期待能精準測量。儀器的放置和校正方式造成功能失常，指數當然不正確。過度緊繃頸部也會對前庭系統造成相同後果。（花點時間回顧簡介 P.26 的 0-1 和 P.28 的 0-2 圖中的頭頸協調不良狀態。）

我們該如何修正前庭系統的干擾因子？

首先，應該增加活動，尤其是讓頭部和軀幹脫離垂直上方的活動，藉以增加前庭系統的刺激訊號。此外，減少言語活動，讓語言功能負擔過重的大腦，能好好休息一下。（如果你還沒試過，C 單元有一段自我體驗可供參考。）

對於前庭系統受到的無意識干擾，亞歷山大發明了最好的修正方式：首先，他教我們如何透過有意識的抑制，減少不必要的肌肉緊繃，尤其是頭、頸和肩膀。第二，他教我們如何透過有意識的意向，提昇大腦對空間輸入的注意力。就像其他的感官能力，可以透過練習而改善──聽音樂的能力、品嚐好酒的能力、欣賞繪畫顏色的能力──我們也能透過意向技巧，發展空間思考能力，才能重新喚醒這組重要的體內平衡協調系統。

19 煥然一新的身體動態

臉部疼痛的小提琴手布萊恩

最近有位仁兄打電話來，替十幾歲的兒子預定課程。他說布萊恩喜歡拉小提琴，但飽受臉部嚴重疼痛所苦。隔了一週布萊恩來上課，這位身材高大、髮色偏深、臉型圓潤的 15 歲少年走進教室。我請他描述疼痛問題，布萊恩把手放在臉龐兩側，低頭，臉孔扭曲。一個簡單動作就刻劃了疼痛的樣貌。

很快我發現，布萊恩的下顎肌肉異常緊繃，尤其是用來夾住小提琴的左側。我同時也忍不住注意他的眼神。青少年的臉上常寫著「別靠近我」，一副悶悶不樂的樣子，但布萊恩的表情特別明顯。光是看著他就令人覺得痛苦，想讓他跟我眼神接觸更不可能，笑容則少之又少。儘管表面上難以接近，布萊恩的父親在第二次上課後向我保證，他喜歡課程內容，想要繼續。

布萊恩的第三堂課，我決定史無前例地直接跳到進階課程。儘管我才剛開始介紹抑制，也還沒替他上椅子課，我直接請他躺上桌子，稍稍暖身之後，請布萊恩在心中想像一張紙的圖像。然後我請他想像這張紙變成方塊，從平面變立體。他在練習之後似乎成功

了，所以我請他思考上、寬和前等方向。過了約 15 分鐘，布萊恩已經能輕鬆進行空間思考。我請他從桌上下來，站在椅子前面。

之前的課堂上，我向布萊恩解釋亞歷山大技巧的基本概念時，曾仔細觀察過他。讓我無法忽略的是，他的軀幹完全沒有向上協調性。他的坐姿脊椎彎曲程度之大，身高至少縮水 10 公分。他的頸子向前突出，同時頭部後仰卡在脖子上。

今天，我選擇不說明他錯用身體的方式，而是站在他身旁，右手輕輕放在他的頭頸後方，左手放在髖關節處。接著我請他再度思考：上、寬、前。

儘管已經教了幾十年，接下來的發展還是令我大吃一驚。布萊恩體內的某個東西似乎解開了，軀幹向上伸展了好幾公分。他的腿部肌肉放鬆。接著，髖關節、膝蓋和腳踝適當彎曲，軀幹向頭部延展，他彷彿無重力般飄進了座位。

他坐上椅子，軀幹直立，頭部順著脊椎頂端美妙延伸，我建議他轉身看看鏡子裡的自己。

「你有注意到自己哪裡不一樣嗎？」我問。

布萊恩靜靜看著鏡子。他的眼睛專注而明亮。嘴角開始拉出一道笑容。他看起來完全換了個人。然後他注意我在看鏡子裡的他。

「有點不一樣了，」他回答，眼神並未躲避。

「是，真的。」我笑著回應。

我建議他接下來幾週拉小提琴的時候，同時練習空間思考。

「好，」布萊恩回答，笑容更燦爛了。

布萊恩完全不知道我看到這樣的變化有多興奮。他向上協調性的改變，恰恰證明了意向的強大力量。我根本沒說明他該如何坐下、身體該與不該做什麼，連我希望他坐下都沒說。我只是請他進行空間思考，然後他的姿勢和活動方式就立刻轉變了。

我相信多年的小提琴訓練，以頸部和下顎肌肉緊緊卡著樂器；頭、頸、軀幹姿勢長達數小時不變；注意力完全向下聚焦手指和琴弓；擔心拉錯音符或音色不對──布萊恩自己養成了造成疼動的一切條件。但他的疼痛並非問題核心。疼痛只不過是最後結果，原因是頭部與身體協調不良，鎖死多年，同時注意力更是完全限縮在下方。

這種身心壓迫之劇烈，使布萊恩形同被關在自己身體內，彷彿背靠在內心的牆上無處可走。當他改變思考模式，自我意向上、寬、前方之後，改變起來得之快速，彷彿某人走出了漆黑洞穴，迎向暖陽。

走路會痛且堅信內心判斷的貝蒂（二）

讓我們回到貝蒂的故事，我們在第 6 章認識了她。貝蒂逐漸發

現，只要重心放在左腳，右腳跨出一步，她就會習慣性向下壓迫髖關節，同時擠壓軀幹。我用手引導她，幫她在抑制的時候維持直立站姿。她的軀幹向上協調性改善了，她也不再壓迫下半身，但貝蒂堅稱這種新的站姿感覺不對，還說她覺得腳撐不住身體重量。當我請她跨步，她忍不住回到原本的站姿，儘管我的手確實撐著她。那堂課之後，貝蒂就一直在學習意向。她已經透過椅子課練習坐下和起立的意向。

今天，我們再度回到單腳站立的方式。

「貝蒂，請你轉身面對鏡子，這樣過程中你可以觀察自己。」

貝蒂轉向大鏡子。我從她的臉上看出憂慮。

「好，貝蒂，在我們開始之前，先談談鏡子。看鏡子不簡單。我們看自己的時候總是愛挑毛病。但在課堂上，我們不是用鏡子來評價好或不好。我們用鏡子來觀察，看到我們可能感覺不到的東西。我們也在抑制和意向的時候，用它來觀察自己。你想要能夠在過馬路看車、洗碗、或打網球的時候，做好抑制和意向。你必須學會同時看與想。所以我希望你思考，同時持續看著鏡子。好嗎？」我請她回答。

「好，」貝蒂微笑了一下，我知道我說中她的焦慮之一。

「我要站在你背後，雙手扶著你的肋骨。然後我要稍微把你的軀幹往左傾斜，讓重心移到左腳。做這個動作的同時，我希望你抑制。只要想著不要轉移重心，或想著什麼都不要做。想著不要對這

個動作有反應。我會幫你完成動作，你不必幫忙。」我將貝蒂的身體稍稍向左移動幾公分。

「很好，貝蒂。現在請抑制。思考空間：上、寬和前方。」

我一面說著，一面仔細觀察鏡子裡的貝蒂。同時，我感到手中的身體起了微妙的變化。我感到軀幹正在向上協調，肋骨移動更順暢了。她的軀幹平衡在腿部之上，姿勢正確而非向下壓著髖關節。她變得輕巧好移。身體不再僵硬或鎖死。感覺不到任何抗拒、期待或反應。她冷靜、平衡而協調。

「好，貝蒂，很好。繼續意向。沒錯。你現在以左腳平衡了。這就是我們要的。這是單腳站立的正常狀況——輕巧零負擔。現在請你想著意向前方，並跨出一步。」我給出新指令的同時，感到了貝蒂的猶豫。在我的雙手之下，她像是站在池邊猶豫的孩子，想跳下水卻又裹足不前。

「我還是不覺得我可以單腳站立，」貝蒂憂心說著。

我把她拉回雙腳站姿並移開雙手。然後一面開口，一面繞到她的身前。

「我知道你會有這種感覺，貝蒂。但別忘記，這是因為你的大腦把新的感受跟過往經驗比對之後，下了這樣的判斷。我正在幫你用一種新方法站立，所以你的大腦其實不懂這種新出現的感覺。你的大腦必須揣測這個新感覺是什麼意思。它的猜測是站不起來，因為它沒有把這個感覺跟站立聯想在一起。但這個判斷不是基於客觀

事實。事實上,它是錯的。如果你繼續抱著這個想法,你會怎麼樣?」

「會用以前的方法站?」

「沒錯。你愈是專注在你對這個感覺的詮釋,你就愈容易回到以前的動作模式。我的意思不是你要試著停止感覺。感覺不是壞事。只是腦部根據感覺做出的判斷可能不準確。當然你不需要完全拒絕感覺或判斷,但你得記得它們不是永遠正確。尤其是嘗試新東西的時候,對感覺的詮釋和判斷往往不可靠。當你學習以一種新方法來協調身體的站姿和走路方式,它們幫不了什麼忙。提醒自己不要把所有注意力都放在感覺上。你該把注意力放在想法上——也就是抑制和意向。你能做到嗎?」

貝蒂點頭回應。

我走到她背後,再度把雙手放在她的肋骨上。「想像走上閣樓,思考不要站立也不要判斷感覺。然後重複你的意向:上、寬、前。很好,貝蒂,這就對了。」

我把貝蒂的身體重心轉移到左腳。「繼續意向。你應該瞄準的空間方向是這樣:頭頂和軀幹對著上方,肩膀往兩側,重心腳對著地面伸展,右膝蓋則是往前。」

我等待重心放在左腳的貝蒂給自己意向。我從鏡中觀察,確定她的目光向前而非向下。我的手感到她的軀幹向上伸展,肋骨持續運動,她又開始平衡了。接著,在這個輕鬆的平衡和向上協調姿勢

圖 19-1 ｜ 貝蒂重心放在右腳，左腳跨步，同時抑制和意向。她的軀幹直立，對齊了垂直的右腳；肩膀向兩側水平張開；手臂自然垂下；臉部表情突顯了專注、自覺和空間思考。

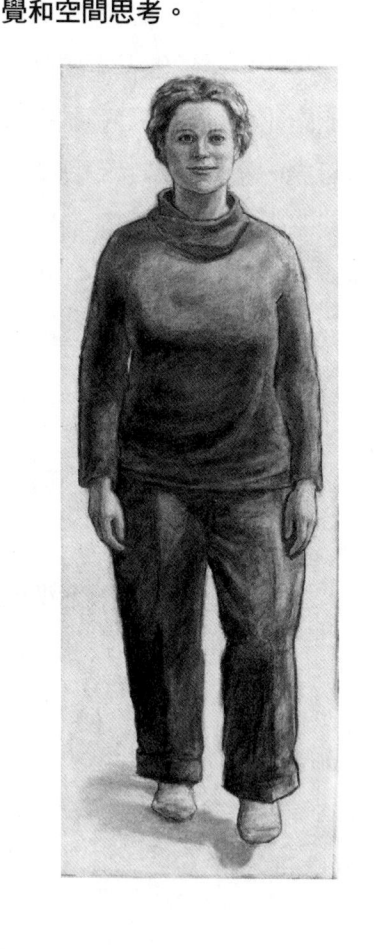

完全不變的情況下，貝蒂的右膝蓋、髖關節和腳踝彎了起來，她的右腳向前跨出一步。

這回她站立和跨步的動作完全不同了。骨盆沒有側向翻轉，軀幹沒有歪斜，也沒有向下壓迫髖關節或刻意抬高彎曲的腳。她持續看向前方，注意周遭環境，同時抑制和意向（見圖 19-1）。我在鏡中看到貝蒂的臉上浮現了愉悅和好奇。

「不是我走的，」貝蒂說，「你弄的。你動我的身體才弄出來的。我沒動。不是我弄的。」抗議和驚訝的語言傾瀉而出。

「你怎麼會覺得是我弄的？」我問。

「我沒有決定動我的腿。我什麼也沒做。完全沒有感覺。」

「我沒有動你的腿，貝蒂。我連碰都沒碰。」

貝蒂低頭沈默。接著她抬起頭來，發現我在鏡中看著她微笑。我們一起笑了出來。

「你沒動我的腳？」她邊笑邊問，「怎麼會？我沒有這樣動過。感覺……沒有感覺！」

貝蒂學到了身體感知多麼容易產生誤解、偏差成見和適應不良的行為，若不是親自嘗試，說爛了嘴也無法說服她。她開始學會用簡單明瞭的抑制和意向，取代以感覺做判斷的舊系統。許多她自身的不同部分開始融合，互相連結。現在她的站與走充滿平衡、向上協調性，以及優雅。

自我體驗 E 與 F 單元

（E）如何意向

意向對動作協調性的提升，遠超過單純抑制的效果。意向讓我們擁有平衡與協調性，但不必犧牲行動力。它給我們力量，卻不過度；給我們能量，卻不緊繃；給我們更廣的意識，卻不失去焦點。進行意向時，我們同時是推動者，也是動作接受者。就像我們同時變成投球精確的投手，以及被投出去的那顆球。我看到芭蕾男舞者將女舞者拋起時，再度感受到意向的力量：她跳躍騰起，被他接住再舉得更高，順著她身體瞄準的軌跡，使她在空間中穿梭。他們合作之下，她在空中停留的一瞬彷彿成了永恆。

這一系列的自我體驗中，你將練習這項技巧，一開始從學習空間思考出發，接著在轉頭時延續思維。你將會學習以特定空間方向來思考——前上方。你將以各身體部位來練習空間思考。最終，你將會綜合這些技巧來思考亞歷山大的意向：讓頸部向後、頭部往前上方、軀幹拉長變寬、膝蓋向前釋放。

■想像一個方塊

1. 屈膝仰躺，眼睛打開。在腦中想像一張空白筆記紙。然後想像這張紙變成立體——只要加上深度就成為立方體。

看著這張紙延展，像是吸了水的海綿一樣，因此你感知到立體，而不是平面物體。

2. 反覆改變思維，從立體方塊回到平面紙張，再變回立體，不斷重複。

你有發現過程中腦海產生微妙變化嗎？很難以文字形容，但想像平面紙張和立體方塊的時候，腦袋確實有不同的感受。透過這種簡單方式就能感受到我所謂的空間思考。也就是大腦感知立體空間的能力。

■上下、左右、前後

1. 屈膝仰躺。在腦中喚起「上方」的空間方向意識，朝向頭頂上方。

注意眼睛不要向上轉，或緊繃臉部或頸部肌肉，或抬頭後仰，或產生其他的肌肉緊繃感。請自己只要思考上方，朝向頭頂。不需要花力氣。讓「上」這個字在腦中產生意義。這個方向並非某個目的地。而是帶著一種連續動作感思考的方向，像河水不斷流動。

2. 讓自己往「上方」思考，讓方向的意念超越頭部繼續向上。你的「上方」感是可以超越身體連續延伸的。讓這個「上方」的感

覺綿延到頭頂上方 **60** 公分、**3** 公尺、**1.5** 公里或 **150** 公里。任你選擇。

這是一種想像力的運作——往上方思考。一旦這個詞啟動體內向上延伸的感覺，就不用一直對自己重複這個詞了。知道你已經開啟自身的空間方向感即可。如果你發現往上的念頭中斷了，請重複指令。

3. 思考「下方」一詞所代表的方向。

既然你已經屈膝仰躺，下就是骨盆的方向，而非地板。眼睛不要往下轉。喚醒對骨盆方向的空間感，以屈膝仰躺式而言，也是雙腳的方向。練習思考這個方向以及後續其他方向的時候，別忘記前兩個步驟的一般說明。

4. 在兩者之間來回轉換：先思考上方，再改為下方，接著回到上方。給自己充分時間思考一個方向，讓想法成形，再輪到下個方向。

你注意到什麼？思考上方還是下方比較容易？當你思考上和下方的時候，全身有什麼樣的感受？這兩個方向對你產生不同的影響嗎？

5. 在腦中喚起「寬」的空間方向意識。這就像往耳朵的方向擴張——同時向左右兩邊。

一旦形成寬的方向感之後，請讓這個側向延伸的感覺超越身體，繼續擴張。另外，切記視線持續向前看。請確保你同時思考

「寬」的兩個方向——左右都要——而不是讓注意力向內轉，在體內尋找寬的「感覺」。

6. 在腦中喚起「後」的空間方向意識。這是你背後的方向，朝向地板。

思考後方時，眼睛不要向下轉。讓你的想像力感知後方的空間。

7. 在兩者之間來回轉換：先思考前方，再改為後方，接著回到前方。耐心思考一個方向之後，再輪到下一個。

你注意到什麼？哪一個方向比較容易想像？兩個方向對你的影響不一樣嗎？讓兩個空間方向感充滿全身。

■ 合併方向

1. 同時思考上和下的方向。

2. 同時向左和右思考「寬」的方向。

3. 同時思考前和後的方向。

4. 這個步驟將融合三維空間。想像上 - 下的方向，維持這個空間想法的同時，加入左右的寬的概念，接著持續思考上述所有方向——上下和左右——並加入前 - 後的念頭。

融合所有方向，等於讓你同時感知三維空間。你不再繼續想像一張紙變成一個方塊的畫面。你直接思考所有的空間方向。

合併所有方向就像拋接球。你從 1 顆球開始——「上下」的概

念。一面拋著這顆球，一面加入第 2 顆——「寬」。接著，一面拋接上下和左右 2 顆球，一面再加入「前後」。掌握同時拋接 3 顆球的技巧之前，你大概會不小心漏掉 1 或 2 顆球。如果失去任一方向感，請你重新開始，再次依序進行。每次失去一個方向感，就等於碰到一次機會。你不只有機會學習空間思考，更能掌握自己何時停止空間思考，同時練習恢復空間思考模式。（註：接下來的自我體驗單元中，為了節省篇幅，我將把「上下，左右和前後」簡稱為「上、寬、前」。）

5. 想像上下的反方向。這是來自上下兩邊，朝向中心的方向。接著，維持這個念頭，並同時思考狹窄。這是來自左右兩邊，朝向身體中心線的方向。維持上述 2 個空間感，並思考朝內的方向，來自前後兩邊夾住身體中段。

現在，你正在思考第四步驟的相反方向。你注意到什麼？你的視野、意識，和周遭房間起了什麼變化？你的呼吸如何改變？你感覺如何？對於心理狀態，你注意到什麼？（註：接下來的自我體驗單元中，為了節省篇幅，我將把這個步驟的各個方向感簡稱為「下、窄、後」。）

6. 練習比較這些空間感：思考上、寬、前數分鐘。接著思考下、窄、後數分鐘。接著回到上、寬、前。

感受有何差異？呼吸有變化嗎？情緒有波動嗎？大多數人在交替轉換時，都會感到強烈的差異。思考上、寬、前會產生一種擴

張、開放和釋放的感覺。思考下、窄、後則會產生一種沉重、緊繃，甚至憂鬱的感覺。

7. 思考上、寬、前。

當你思考上、寬、前，請在自身內部產生這些字的意義，然後讓文字消失，繼續維持三維空間的意識——同時思考所有空間方向——不再倚賴文字。

儘管你是在腦中喚起對這些文字的意識，也別忘了讓空間思考的想法對你的身體產生影響。讓它們成為你身體的一部分。它們不只是抽象思考；這些文字能提醒你讓自身的每一部分都向三維擴張。

■**轉動頭部**

1. 屈膝仰躺，制止內心雜訊。走上閣樓。思考上、寬、前。維持三維意識，並將頭部緩緩往右轉。如果你失去某一方向感，請停止動作。思考上、寬、前之後再重新開始。當頭部來到輕鬆轉動的極限（不要轉得太快或太用力）時，重複整個步驟，但這次往左轉。

這項體驗中，你進行一項簡單動作，同時維持方向思考。你的意向技巧是否明確，也受到考驗。必須了解的是，三維空間的思考——包括動作——是相對於頭部，而非身體或周遭空間。換言之，當你向右轉頭，你的「寬」的概念是從兩邊耳朵延伸出去——

寬並不是對齊肩膀。至於前後的概念，則是從臉部前方和頭部後方向外擴張——並不是以軀幹為準。

　　密切注意轉動頭部，造成方向改變的那一瞬間。你的空間思考有何轉變？你是否開始思考轉動的方向（左或右），而非維持方向感呢？（另一種替代方式是使用「上下、左右、前後」這句話意向。）

　　2. 進一步擴大體驗，在進行其他活動時練習空間思考：坐在椅子上看向前方，制止內心對話並走上閣樓。接著，思考上、寬、前。維持這個想法數分鐘，然後站起來繼續。試著在走路、開車、閱讀，或在電腦前工作時，進行空間思考。好好享受體驗過程吧。

■前上方

　　1. 屈膝仰躺。制止內心雜訊。走上閣樓。思考前上方的方向。這個方向相當於額頭上的髮際線。它是斜線，也就是綜合了兩個空間方向：上和前。如果你感到難以思考這個方向，首先思考上方，然後再把上方的目標稍稍前移。

　　前上方的目標是個微微傾斜的線，與頭頂上方相比，只偏向前方一點點。

　　注意屈膝仰躺時，頭部與底下書本接觸的部份。如果你的接觸點向下移，表示你不是在腦中思考方向，而是正以收下巴、頭部前傾的肌肉動作來進行意向。如果接觸點變高了，就表示你進行意向

時，頭部向後仰了。

2. 試著改變前上方的角度。首先思考更偏向前方的方向。然後思考更偏向上方的方向。

改變前上方角度時，注意到自身產生什麼變化了嗎？

3. 坐在椅子上。思考前上方。試著改變前上方的角度。當你軀幹直立時，前上方的重要性應該更明顯了。

4. 坐在椅子上，融合意向技巧：思考上、寬、前。對體內和周遭產生三維空間的意識。讓全身受到影響。接著，繼續進行空間思考，同時將念頭瞄準前上方。

【討論】

目前為止，針對亞歷山大技巧教師所謂的意向，各位練習的都是我所謂的前兩種要素。第一個要素——思考上、寬、前，是啟動腦部感知三維空間的能力。第二個要素——前上方，是啟動腦部感知空間中特定方向的能力。光是思考上、寬、前，就已經讓很多人體驗到各式各樣的好處。加入前上方的指示，更能提昇你的心身協調。

■思考身體部位名稱

1. 屈膝仰躺。制止內心對話並走上閣樓。思考上、寬、前，然

後加入前上方的想法。**維持空間思考和前上方的想法，並對自己說出不同身體部位的名稱：頸子、膝蓋、肚子、下背部。在每個名稱中間稍稍停頓，注意自己的反應。**

是不是在說出名稱後，注意力就立刻向下轉移到身體上了？當你的心思集中在被點名的身體部位時，你是否立刻失去空間思考或前上方的念頭？這些文字都是一種刺激，會使你無法專注於空間思考。它們使你將注意力向下移轉，專注於身體的感覺，而非空間思考。

【討論】

如果你已經上過亞歷山大技巧相關課程，你大概會注意到，目前為止的練習，與一般上課提到的「說出指令」並不相同。根據我的教學經驗，我認為要更快速有效地學會意向，學生應該要先練好3項技巧：空間思考，思考特定空間方向，尤其是「前上方」；以及維持上述想法，同時思考身體部位名稱，以了解在意向時切勿專注於身體感覺。

我的教法還有另一項不同。有些老師教同學用這句話開始意向：「讓頸部自由。」我不把這句話包含在意向的指令中，因為這不是空間方向。這是在意向之前，提醒自己抑制。在這個層面上它是重要的，因為提醒自己先抑制再意向永遠不會錯，尤其是抑制頸

部緊繃。我比較偏好「我沒有緊繃頸部。」因為這很明顯是抑制的指令。無論如何，先思考不要緊繃頸部永遠不會錯，這樣頭部才能在脊椎頂端自由活動，頸部也才能對齊整條脊椎，如同在第 18 章討論過的。另外，如果你在意向之前不先抑制，你會很容易忘記，意向不是靠緊繃肌肉來修正身體問題，而是靠空間思考。

練習過 3 項空間思考技巧之後，你已準備好學習用亞歷山大的指令來意向，你將發現它為你的技巧增加新的關鍵要素。

■亞歷山大的意向

1. 屈膝仰躺。制止內心對話並走上閣樓。對自己默想「我希望頸部不要緊繃。」

2. 思考上、寬、前方。

3. 思考「我希望讓頭部在前上方」。

當你想這些文字時，讓腦中產生「頭部」的詞義，但不要用肌肉對頭部進行任何調整。接著在腦中思考「前上方」，但不要用任何方式讓頭部對準前上方。重複這句話，在腦中同時綜合 2 個想法：頭部的意義和前上方。重複數次：我希望頭部在前上方。

4. 思考「我希望讓背部拉長變寬」。

讓「背部」一詞產生意義，但不要過度專注於背部，切勿刻意感覺背部或產生肌肉動作。思考「上」（頭頂上方）和「寬」（自左

右耳朵向外擴張）。重複這句話數次：我希望讓背部拉長變寬。

5. 思考「我希望讓膝蓋向前釋放」。

這項指示可能不容易理解。意思不是彎曲膝蓋。如果你站著，你的膝蓋應該打直（但不是鎖死的）。這項指示是針對整條腿。意思是大腿和小腿的肌肉應該要伸展，好讓腿部關節可以在動作中自由彎曲。練習這句話數次：我希望讓膝蓋向前釋放。

6. 依序結合這幾句話——我希望頸部不要緊繃、我希望讓頭部在前上方、我希望讓背部拉長變寬、我希望讓膝蓋向前釋放。

對自己重複約 10 分鐘，直到你能輕鬆依序思考這些句子。記得思考每句話的名詞，然後思考每個身體部位應該對準的空間方向：頭是前上方、背部是向上拉長和變寬、膝蓋則是前方。

建立每一個空間方向之後，你就不必繼續說出文字了。文字不是真正的方向思考，它們只是開始思考的訊號。它們提醒你啟動腦中的空間意識。

每進行到下一道意向之前，都必須維持前一道意向在腦中的特定空間方向。慢慢地，思考這幾句話會變成轉鑰匙發動汽車一樣。它會啟動一種思考模式，產生擴張——全身性的擴張，所有身體可動部位都向上、向外、背對彼此地伸展開來。

7. 額外意向：有時，亞歷山大對手臂和雙手會使用特定意向：「從肩膀和手腕朝手肘延伸」以及「讓手指從手向外延伸」。今天，許多老師更擴大應用到腳部，尤其是：「讓腳跟向下朝地面釋

放」。

【討論】

　　請記得，亞歷山大的意向並不是為了正確移動你的身體部位。它們不像教練或音樂老師給你的具體指示，要你的手、手臂或腿擺成特定姿勢，或以某種特定方式活動。空間思考是一種認知技巧，能啟動腦部的三維空間思考能力，並思考特定的空間方向。

　　練習意向的時候，參考圖 3-2（P.52）或許會有幫助。這張圖畫出頭部、軀幹和腿部的各部位重心相對位置。我們可以說，亞歷山大的意向能幫你想像拉開每一個重心彼此之間的空間，協助每個身體部位維持精巧的相互平衡。這種相互平衡是二足動物的結構要素。如果能拉開所有重心之間的空間，所有的肌肉就能稍稍伸展，增強張力與力量。如此一來，肌肉就能以伸展、擴張和毫不費力的方式，維持你的直立姿態，而非緊繃、縮短和互相擠壓。

　　練習思考上述意向的時候，你可能會體驗到一種不同的自覺。學生對意向的反應各不相同。有時，他們會說自己好像與身體稍稍分開。有時，他們說覺得自己對特定部位的注意力不夠，或他們不夠努力讓身體以正確方式活動。有時，學生形容自己的感覺變遲鈍了。如果你碰到上述情形，不要擔心。這些都是技巧進步的徵兆。

（F）動作中的抑制與意向

學會抑制和意向之後，你已經準備好更廣泛地應用這些技巧了。你將在本單元中回到單腳屈膝抑制，但同時要加上意向。過程中，你將發現更多自己的身心習慣和成見。你也將練習在直立狀態下做簡單動作的同時，使用新技巧。記得要有耐心，給自己充分時間，享受自我發現的過程。

■仰臥單腿屈膝

1. 屈膝仰躺，一腿伸直平放，另一腿屈膝。首先制止內心對話，並將注意力向上轉移，然後思考「我沒有移動腿部」數分鐘。

2. 加入「上、寬、前」的空間思考，並持續提醒自己沒有在移動腿部。

對自己重複這些意向時，眼光持續看向前方，並讓字句在體內產生意義。在腦中建立三維空間的意識。

3. 持續抑制和意向，思考「我沒有移動腿部」和「上、寬、前」。接著，加入「前上方」的特定方向。持續思考上述念頭，讓「幫手」替你彎起腿部。

一旦你的腿部開始動作，注意自己是否停止意向、又開始感覺身體部位了。

如果無法在動作中同時意向，不要灰心。任務難度增加時，已

學會的技巧很容易出現退化。久而久之，你將有能力維持空間思考，同時讓幫手替你執行動作。當這個狀況發生，你會發現腿部屈膝的動作甚至比之前更輕鬆。另外，你在動作中對自己全身和周遭環境的意識也會更完整。

4. 使用亞歷山大的意向：首先思考我沒有移動腿部，接著思考「當我讓頭部向前上方伸展時，我沒有緊繃頸部。我的背部正在拉長變寬，膝蓋向前釋放。」持續抑制及意向，等待你的幫手替你移動腿部。

記得在思考名詞意義──身體部位的名稱（頭、背、腿）──的同時，不要把注意力聚焦在該部位的感覺或動態上。對自己下意向時，持續進行空間思考。你發現了什麼？

■ 前後擺動

1. 坐在一張堅固、水平的椅子前緣。將雙腳平放在地板上，使腳跟輕鬆落地。雙手放在大腿上。坐著但不要有多餘動作，開始制止內心雜音，走上閣樓。思考「我沒有坐下」，讓這句話的意義，尤其是「沒有」一詞，在體內產生意義。接著進行意向：「我要讓頭部在前上方，背部拉長變寬，膝蓋向前釋放。」

耐心且依序思考這些意向，不斷對自己重複。別擔心自己做得對不對，或有沒有效果。不要讓注意力往下轉移，導致過度聚焦在身體感受。只要坐著，抑制──想著「沒有坐下」，以及意向。

接下來，你要試試看在做一個小動作的同時，進行抑制和意向。你將會以髖關節為軸心，將軀幹向前傾斜數公分。（過程中請保持背部伸展，而非以腰部為軸心，弓起上背部。）然後，你將以髖關節為軸心，將身體向後傾斜，回到坐直的狀態，同樣記得腰部和上背部不要彎曲。開始體驗之前，先嘗試這個小幅搖擺動作幾次，熟悉這個動作。

2. 走上閣樓，思考「我沒有坐下」。持續思考數分鐘。然後思考「我沒有動」。接著進行空間思考：「上、寬、前」，並加入「前上方」。一旦在腦中產生三維空間意識，並加入「前上方」之後，思考你的企圖（向前傾身）但不要決定做動作。在腦中釐清動作的意圖，但不要真正下決定，因為如你所學，下決定會觸發肌肉反應。持續抑制及意向，等待幫手替你完成動作。

3. 身體前傾數公分之後，停止動作，保持前傾姿勢。重新思考抑制和意向的指示，接著再前傾數公分。再次停住，抑制及意向，接著再次前傾並暫停動作。

當軀幹前傾——脫離垂直上方——的時候，你是否發現，維持抑制和意向的難度變高了？如同我們在第18章討論過的，我們大多數人已經習慣符合垂直上方的姿勢。一旦脫離了習慣的定位（直立且相對垂直地面的感受），大腦就會充滿陌生的感覺輸入。這種情況下很難進行意向。不要灰心。維持當下姿勢，花點時間重新整

理念頭和意向。

4. 重複步驟 2 和 3，慢慢讓軀幹後傾，回到坐直狀態。必要時中斷動作，重新進行抑制和意向再繼續。

練習過程中，請注意你的空間思考是否偏向下或後方，或注意力集中在某身體部位，或心不在焉。如果發生上述情形，請停止動作，重新走上閣樓進行抑制，思考空間方向，再重新開始。能夠在動作中維持抑制及意向之後，注意你的身體協調方式是否也跟著改變了。

5. 這個動作的難度會更高一些。首先坐下。開始抑制，想著「沒有坐下」及「沒有動作」。開始進行空間思考指示。接著將軀幹稍稍後傾，使身體位在垂直上方之後。接著停止動作，重新抑制和意向，接著再後傾一點，反覆循環。接著以同樣方式讓身體回到坐直狀態。

嘗試這個步驟的過程中，特別注意你的前方意向。當我們在空間中後退，前方的念頭往往隨之消失。大腦一眨眼就會把注意力放在後退的感覺上。這種情況下，停止動作、抑制、意向、再恢復動作。這項體驗要教你的是，無論軀幹在空間中的哪個方向移動，都要維持意向。

嘗試同樣的動作，但這次要換成思考亞歷山大的意向：

6. 首先思考「我沒有要動。」接著思考「我要讓頭部向前上方伸展，讓背部拉長變寬，讓膝蓋向前釋放。」對自己重複整段話數

分鐘。先思考第一句指示，接著依序思考後續指示，然後同時思考整段話，並開始動作，在椅子上讓軀幹前傾和後傾。

記得不要在動作中聚焦身體感覺。你的目的不是感受身體動態，或詮釋感覺，或決定怎麼動才是對的。在空間中活動時，別讓腦部聚焦在感覺上。意向是為了依頭部動態來協調身體，以及依地面方向來定位自身。用腦部進行意向——在空間中以立體動態意識進行協調和定位。

【討論】

你可能會發現意向的清晰度和準確度出現微妙變化。有時比較簡單，有時比較困難。多多練習，你會更能掌握，但這並不代表你的進度會直線上升，或思考能力達到完美，完全不必改進和監督。每天只要你的狀態有變化，當下的能力強弱就會受到影響。

記得動作中要打開眼睛，看向前方。別讓眼睛往下轉，或向內聚焦。通常這代表你的意向失效了。

練習過程中，你對周圍的意識會提高，更能注意到細微的感覺線索，表示你已經能更有效地協調自身了。當然你會對這些感覺好奇，但記得最主要的目標是維持抑制和意向，而非聚焦於動作的感覺——不論是好是壞。你希望精準感知的是思考能力，不是身體動作正確與否。

■**起立與坐下**

1. 首先採取坐姿。耐心進行抑制，思考「我沒有坐著」，接著思考「我沒有站起來」。持續抑制，並開始意向「頭部在前上方，背部拉長變寬，膝蓋向前釋放」。維持這個想法一陣子。持續抑制和意向，讓幫手替你站起來。（或者，可以單純使用「上、寬、前」以及「前上方」作為意向。）

如果你發現自己開始思考該怎麼起立，或何時起立，或開始起立的感覺為何，你就知道自己已經停止抑制了。

2. 一旦站起來了，重複同樣的程序。思考「我沒有站著」，然後思考「我沒有坐下」。明確思考坐下的企圖，但不要做最後決定。思考各項指示。等待幫手替你完成動作，不要自己決定坐下。

你發現了什麼？

學放鬆，改正錯誤姿勢
How You Stand, How You Move, How You Live

05
第五部
觸感
被遺忘的感官

20 觸碰心靈

罹患嚴重憂鬱症的山姆

今天我要見的學生是山姆，他已經上課好幾年了。山姆 60 多歲，有著高大的身形，大尺寸的手和腳，亂糟糟的一團白髮，以及渾圓、和藹的雙眼。他聰明、親切、有點害羞。他很喜歡我的課，經常認真發問，回報他的心得，也享受改變自我的歷程。受到暑假和出差的影響，他的課程中斷了 4 個月。今天我相當期待上課，希望了解他的近況。

當山姆走進門，我簡直倒抽一口氣。他的笑容雖然真誠，卻是壓抑的。他的眼神不再和我接觸、嗓音模糊不清。他的步伐遲鈍，身形似乎比往常更佝僂。山姆知道怎麼抑制和意向，但今天我懷疑他是否把學過的全忘了。我發現自己十分擔心，便小心探詢他的狀況，但他什麼也不說。我心想也許是自己想太多了吧。

既然山姆看起來有些疲倦，我建議他躺在桌子上。首先我將他的頭部舉起轉動，感受頸部的動作範圍。這麼做的同時，我提醒他走上閣樓，制止內心對話，思考不要緊繃頸部。接著我把手放上他的肩膀。感覺緊繃又僵硬。通常在山姆的抑制和我的雙手接觸之

下，他的肌肉會順勢鬆開。今天卻完全無效。我的手離開他的肩膀，繼續工作，分別抬起左右手臂，同時提醒他思考不要緊繃，並想著頭部在前上方、軀幹拉長變寬、膝蓋向前釋放。最後我轉移到腿部，分別抬起雙腳，同時請他思考不要動作，讓我替他移動腿部。

給予指示的同時，我仔細觀察了山姆，並用手確認他的體內狀況。我用手搜尋看不見的線索，它們感覺到山姆的肌肉可以放鬆、關節彎曲也沒問題。同時，我的手也感受到學生的回應。我常常把雙手想成金屬探測器，很多人會帶到海邊掃描沙灘，尋找神祕寶物。

我發現山姆的肋骨幾乎沒有動作，也就是呼吸不順，於是將一隻手放在他的胸骨上（胸腔前方長直平坦的骨骼）。然後我請他思考不要鎖住肋骨。不久，我突然感覺到一股強大重力壓在我的胸口，彷彿我的胸骨被 20 幾公斤的鉛塊壓著。這壓迫感不弱，而且是我從未體驗過的。我盡量不露出擔心的神情，把雙手拿開並站在桌旁，稍稍整理思緒。

這什麼意思？

過了一會，壓迫感消失，我比較舒服了。我不願打斷課程，所以決定繼續。幾分鐘後，因為我覺得沒事了，我又注意到山姆呼吸不順的情況。我再度把手放上他的胸骨。結果我的胸口再度出現重壓感。

怎麼了？我是心臟病發嗎？

我再度把手拿開。很快我又沒事了。然後，我突然想到這個感覺也許與我無關，而是來自山姆。我決定進一步體驗，於是把手第三次放上他的胸口。我再度感到沈重的壓迫力道。我看著山姆。他似乎沒注意到我，或懷疑我的動作。他看起來很悶，想著心事。我把手拿開，壓迫感消失了．

這一連串狀況讓我相當困惑，但我們的狀況似乎都還好，所以我決定繼續上課。我扶山姆下桌，一起練習起立坐下的椅子課，然後練習走路。課來到尾聲，山姆微微苦笑走出大門。他的狀態似乎沒改善，我發現自己擔心他是否出了什麼大問題。

幾天後，山姆的太太喬安打電話給我。她也是我的學生，我們的關係很好，互相信任。她告訴我山姆罹患了憂鬱症，症狀從幾個月前開始出現。她又說他會有一陣子無法上課，因為他正在接受醫師測試，希望找出病因。她答應有進一步消息會再打來。

我對她的來電表示謝意並表達對山姆的關心，當下我決定不要告訴她山姆上課的狀況，但稍稍回想先前的狀態，謎團豁然開朗。當我把手放上山姆胸口，那股壓迫感不是來自我自己。不知為何，我感受到了他憂鬱症的重擔。但我怎麼可能會有共鳴，連我自己都無法合理解釋。

觸覺有何神祕？

多年前的高中時代，我在生物課看著顯微鏡，載玻片上的草履蟲擺動纖毛向前邁進，竟讓我看到入迷。這隻蟲子與同類相撞，停頓片刻，轉向，擺動尾巴，走遠了。互相碰撞的草履蟲，無法認出彼此或自覺發生了什麼事，但這簡單的一碰可說是起點：做為感官生物，人類的進化之路，除了劃清身體界線的能力之外，還有更好的起點嗎？觸覺是我們最原始，可能也是最重要的感覺。我們學習和體驗外在世界的過程，正是透過觸覺的感官系統進行。

不過，這段簡單敘述卻有一些問題。當我們使用觸覺，我們認識的不完全是外在物體。譬如我們手拿石頭的時候，通常會說石頭又冷、又粗糙、又堅硬。更精確地說，我們應該說拿著石頭讓我們在體內產生冷、粗糙和硬的感覺。換句話說，我們只能透過手指感覺受器能夠分辨的特質，來感知這塊石頭。

除此之外，很多情況下我們根本不需要碰觸到任何東西，只要透過皮膚就會產生感覺。（如果你碰過毒漆藤（譯註：poison ivy，北美有毒植物，接觸者易皮膚癢冒紅疹），你應該知道那種奇癢無比的感覺，不需接觸就能出現在皮膚表面。）

把觸覺改名為「膚覺」，似乎比較合邏輯吧？

或者，把觸覺併入第六感「身體感知」，應該比較有一致性，因為觸覺讓我們感受和得知體內的狀況。或者，這兩套感官系統應

該要合併起來,歸納成一個新的項目。如果身體所有感官體驗全部叫做感官感覺(sense of feeling)呢?

不論我們如何命名和歸類這套感官系統,讓我們首先從物理世界切入故事。

跨越進化史上的漫漫長路——從單細胞生物的細胞壁到人類手掌的複雜感覺能力——覆蓋全身的皮膚是人體最大也最重的器官。這片包裹身體的表皮,擁有大量複雜的特殊感覺受器及神經末梢。特殊類型的感覺受器,能感應高溫、低溫、壓力、無壓力、疼痛及其他許多狀態。受到刺激的時候,無論單一或多個受器,都會產生繁複無比的感覺:軟、硬、滑溜、濕、冷、熱、平坦、凹凸不平、絨毛感、壓力、微痛、中等疼痛、刺痛、悶痛、搔癢、性興奮、震動、發癢、麻木感等。

根據麻省理工學院學者對觸覺機制的研究,指尖皮膚特別敏感。每根指尖就有至少 2 千種特殊感覺受器,連一個 3 微米高的點都能產生觸覺。(人類頭髮直徑約為 50 到 100 微米。)如果是觸摸物件質感而不是點狀物體,我們可以感覺出僅 75 奈米高的粗糙平面——大約是 1/100 微米。

但觸覺不只是指尖和雙手的專利,覆蓋全身的皮膚,也就是人體最外層的邊界,其實都有觸覺。只要皮膚複雜的感覺受器被刺激,不論位在身體何處,都會透過感官神經送出電訊號。觸覺就像其他感官一樣,以腦部為最終目的地,進入感知的領域。在此,皮

膚訊號受到統整，原始資訊被進一步應用。最終解讀感覺的依然是大腦。首先，追蹤訊息來源——這是左手的感覺嗎？接著，解釋訊息的意義——是痛感嗎？然後，做出評估——不是好事。最終，腦部選擇某種行動——如果揉一揉會舒服點。大部分輸入腦部的資料都不會進入意識層次。大腦會決定哪些刺激可以抵達最上層的意識，接受進一步解讀，其他刺激則遭到過濾。

觸覺統整的過程非常繁複，同時也受到個體累積了一生的觸覺經驗影響。記憶、成見、學習經驗、情緒，甚至特定時刻的警覺性也會影響觸覺。在牙醫診所的椅子上比較難放鬆，因為你知道可能會痛，而這份焦慮反而放大痛感。當你快要睡著和完全放鬆時，就比較不怕癢。如果你坐在書桌前專心整理帳單，有人悄悄走進房間在你肩膀上一拍，你可能會突然嚇到，因此從椅子上彈起好幾公分。

觸覺就像其他感覺，是我們的一種感知方式。無論我們有意識與否，觸覺都會產生意義。每次接觸，都會讓我們有些改變。我們對被觸碰物體所賦予的意義，也會影響我們觸碰的方式，以及對觸覺的感知。例如，拿著塑膠盤子跟貴重骨瓷餐盤的感覺，就有所不同。你對於這兩個物件的相對價值和脆弱程度的認知，會讓你的經驗產生明顯不同的特質。

透過觸摸傳遞的訊息

當我們談到觸覺，我們很少分辨觸摸的是無生命還是有生命的物體，尤其是我們的同類。拿著人造假花與一朵真玫瑰，感覺相同嗎？柔軟又毛茸茸的填充玩偶狗，跟真的狗一樣嗎？當我們觸摸另一個生命，體驗是由雙方同時共享的。我們的觸摸向對方傳達了一些訊息，同時也讓我們獲得一些資訊。生物間的觸摸不只是物理接觸而已。它是說話前的序曲，一種智能生物間的溝通行為。觸摸傳達的訊息有可能相當重要，因此它的功能遠大於神經刺激的交換。觸摸的經驗與動作對我們的身分、行為，甚至是人的存在，都是必要且不可少的。

想想動物之間幾種以觸覺來溝通的例子：螞蟻爬過廚房地板朝蜂蜜罐子而去，途中停下腳步，與夥伴互碰觸角打打招呼；小狗打鬧嬉戲，在彼此身上滾來滾去；猩猩一坐就是好幾小時，仔細地互相梳毛；蜜蜂在窩裡跳舞，互相拍打碰撞，身體和翅膀進行有意義的接觸。

至於人類自己，你曾經被不愛你的伴侶碰過嗎？相較之下，被深深墜入愛河、將接觸本身當成傳達愛情方式的人觸摸，感覺一樣嗎？對旁觀者而言，兩種接觸可能是相同的。也許觸摸皮膚的力道一樣，摸的位置、手移動的方向也都相同，但你所感受的意義和經驗卻毫不相同。在接觸和力道之外，觸覺還傳達了更多訊息。

　　1960 年代的研究顯示，未透過觸覺養大的年輕猴子，與正常方式長大的同伴相比，產生相當大的心理缺陷。至於單獨長大，但有一位由鐵絲和毛巾組成的「代理媽媽」所陪伴和擁抱的猴子，則比較正常。

　　許多生物的母親都會在生產後舔舐下一代，範圍遍佈全身。這個行為的意義不僅是清潔。新生兒透過皮膚感受到的感覺刺激，是大腦正常發育的關鍵。人類的早產兒，如果被照顧者擁抱按摩，比起住在看似完美的保溫箱中，體重增加更快，存活率也更高。「肌膚之親」可以降低壓力荷爾蒙指數，提高免疫力。在緊張焦慮時做腳部按摩的好處，不只是舒服而已。不到幾分鐘你就會覺得冷靜下來，籠罩腦袋的烏雲煙消雲散。腳部感官刺激改變了腦部的生物化學狀態，轉變了你的情緒。學者也早已證實人盡皆知的事：寂寞的人，尤其是年長者，如果有寵物可以擁抱，會較為快樂和長壽。生命之間的接觸是一種語言，傳達的不只是神經刺激和感覺，而是某種心理、生理和靈魂之所需。

　　我記得雙手懷抱 6 個月大的兒子，感受他的小手碰我的臉的感覺。他的觸摸有種不可思議的特質。他的手掌大開、手指全張，10 根手指和 2 隻手掌牢牢貼在我臉上，但感覺卻像是浮雲那般輕柔。他的小手裡面好像完全沒有硬邦邦的骨頭和收縮的肌肉。他不是在用手控制我或抱我，而是想感受和認識我。他的手就像一隻動物對周遭世界的探險，而非大人們用以抓取的工具。那是我們共享的生

動回憶。

觸碰變成禁忌

令人難解的是，這種全人類共有的能力卻經常遭到忽略。

讓我舉幾個例子。有朋友告訴我一場痛苦的個人經歷。我伸手放在他的肩膀上，以肢體動作表達關心和同情。他不但沒有接受，反而身體一抽，像是不小心碰到熱鍋一樣。

當我上課時，我常請學生放一隻手在我身上。譬如，假設我們講到肋骨動作範圍，我可能會請學生把手放在我的肋骨側面，感受肋骨在呼吸中的起伏。她照做的時候，手指卻太用力掐著，把我弄痛了。

「不，」我說明，「放鬆肌肉，手指輕輕放著就好。繃緊肌肉對感受沒有幫助。碰到我就好，讓你的手自然打開，你會感覺到更多。」即使這麼說了，學生通常還是無法遵循我的指示。一想到皮膚接觸，她就會緊張，或者也可能是她以為觸摸的意思是她必須要做點什麼。結果，她還是緊繃肌肉，而這份緊繃感讓我察覺到她的焦慮。

教師的手同時有兩種功能。首先，它向學生傳達一種經驗。重點並不是用手按摩或操縱肢體。學生感受到一股溫柔的力量，輕輕支撐、引導、活化、擴大和告知學生如何動作。第二，教師的手能

感受學生自己對身體做的事：他的動作和反應是什麼，又如何回應教師的指示。這只能透過觸覺得知。教師可以感受所謂的學生心身反應模式——學生當下如何使用自己的身和心。這項資訊讓教師得以調整手部引導和語言指示，回應每位學生的不同需求。

21 教師的雙手

今晚，我要在每月舉行一次的研究生研討會上，對一群教師演講。他們的問題從商業細節、人體結構，到教學方法，不一而足。他們的提問總是很有深度，但有些實在特別難回答。我得承認，我不希望他們問這些問題。如果硬要貼一個標籤，我會把這些問題取名為「神祕現象問題」。今晚，某位參與者直接切入重點發問。

「你怎麼知道雙手感覺到什麼？」

我看向地板，先深呼吸兩下。我陷入不安。我不是不想探討這個主題，而是我懷疑自己是否能解釋得好。我們總是渴望與他人分享真正神奇的體驗，但語言似乎不足以描述。

片刻後我下定決心。

「好，我們今晚就討論這個吧。我幫一位學生上起立和坐下的椅子課，然後一邊用手去感覺，一邊把我當下的經驗講出來。」

「安，你願意上來嗎？」

安微笑同意，走到教室中間的座位，轉身面對觀眾。我站在她左側。我把右手放在她的背部中央，左手放在肋骨下緣。在此同時，我卻突然無法專心。恐懼像烏雲一樣湧上心頭，威脅籠罩內心的一切。多年來，我已經知道如何應付、抑制我的反應。我提醒自

已走上閣樓，告訴自己不要注意在體內翻騰的焦慮和無助感。它們很快就不再佔據我的內心。接著，內心響起一個聲音，「你不知道你在幹嘛。你根本沒有特別的感覺，你的手只是摸到別人的體溫而已。」熟悉的自我懷疑說話了。更多的恐懼感。我同樣選擇無視，抑制並等待。

連結啟動

我的手似乎變成插頭前端，深入插座。我的手掌打開、手指延伸。我的手不再只是碰到學生，而是產生更深入的接觸。我的肋骨輕鬆活動，眼睛專注聚焦。我的學生和我似乎互相連結——我們之間啟動了某種雙向溝通管道。這是連結啟動的時刻。

參與研討會的教師懂我的術語。我隨口說出，「好，我跟安的連結啟動了。我的手正在溝通。重點是我不是用肌肉力量產生接觸。我把手放在她身上，抑制並等待。這很重要。我想知道手上的感覺，但那不是一碰到她就會浮現的。要花點時間讓全部的感覺成像。」

「到底為什麼呢？」我問。「我們想知道手上傳來的是什麼感覺。其中包含兩個要素：感受學生的能力以及理解感覺的意義。兩者並不相同。第一步是獲得感受的能力。為此，我必須改變自身狀態，使我有能力接收感官資訊。基本上，這個步驟就是整理桌面。

如果我正在擔心、害怕、心不在焉或緊張，我就無法完整接收手上傳來的感官資訊。情緒和肌肉緊繃的雜訊會干擾收訊、佔據所有的感官路徑、或佔用太多心理空間，使我無法清楚感知外界。

總之，我從抑制開始，慢慢變得更專注，心理和生理都是。然後，我的手感就會更完整，同時也感到跟學生啟動連結。這時我會感受到我所謂的『意識範圍擴大』（expanding field of awareness）。這就像爬上山頂，視野會更好：我可以同時對自己和學生產生意識。這是其他一切進展的基礎，所以一定要花時間建立這層關係。」

「你說你從抑制開始，可以告訴我們你在思考什麼嗎？」

「當然。當我把手放上學生，通常會觸發某種程度的恐懼反應，即使程度不大。有什麼好怕的呢？我不知道。像現在，其實我已經認識安好幾年了。還是表演焦慮？擔心這個學生可能不喜歡我。所以我就走上閣樓，制止內心對話，然後默想『我不必有反應。』或『我不必做任何事。』或『我沒有把手放在誰身上。』然後我會等一下。雜訊會慢慢消失，手感會更明確，然後意識範圍就擴大了。」

「可能會有些陷阱妨礙你的連結。例如，如果我們相信一次只能想一件事，那麼用手觸碰別人的時候，意識等於被切割了。如果我們相信感受學生是我們的工作，我們會把全副注意力放在手上傳來的感覺，結果關閉了自覺。」

意識範圍擴大

「我們從神經學的角度切入。當你觸摸東西，皮膚、肌肉和關節的感覺受器會被啟動。這些受器發射訊號到腦部處理。然後你會說，你感受到學生的某個狀況。但那個感覺其實不是學生或手。當你觸摸任何東西，感覺是透過感官神經傳到腦部進一步處理，然後才進入意識。所以你的感覺其實是在你體內產生的。『感受到他人』這個感覺只是一種幻象。你感覺到的，是觸摸他人時使你體內感覺到的東西。

這個狀況很複雜難解。好消息是，你不必關掉自覺就能對準學生的頻率。你透過雙手接收資訊的同時，也能接受你自身的資訊。這就是我所謂的意識範圍擴大。

另外，伸手觸摸的時候還有一個重點。別忘記你只有一個感官系統——還有一個大腦——要接受和處理兩人份的資訊，所以狀況可能有點混亂。你的意識範圍擴大，代表你的腦部同時看兩部電視——你的跟學生的。有時畫面會互相重疊。就好像一個畫面壓在另一個上面。這樣一來，兩個畫面都很難看清，也就容易搞混某個畫面細節來自哪一部電視了。我講個故事來說明。

好幾年前，我替一位膝蓋疼痛的學生上課。有天下課之後，她說她不痛了。她走了之後，我突然發現我的膝蓋痛了起來。事實上，我膝蓋疼痛的部位跟學生一模一樣。我的意思不是她把疼痛傳

給我。有些人會做這樣的解釋，但那是錯的。這樣講會造成誤解，好像某種惡性物質透過手部接觸，從學生轉移到教師身上。問題在於，我的腦部把學生的資訊當成我的資訊了。

這很關鍵，因為這是教師和照顧者的疲乏感的來源之一。為了努力做到同時感受學生的狀況，以及注意自己的手部感覺，我們誤把來自學生的感官輸入當成自己的。想把兩者分清楚，你必須在心中保持距離。你要架好兩張意識的螢幕——也就是意識範圍擴大，同時涵蓋你和學生——但不要把兩張螢幕搞混。

重點還是抑制和意向。抑制讓我的心思平靜，使意識範圍擴大。意向幫我分辨兩張螢幕。意向的時候，我把想法傳給自己，同時也收到相對應的感官回饋。」

用手蒐集資料

「我用手蒐集的資料可分成 3 個層次。首先，我的手讓我深入了解目前觸摸的部位。我們可以稱之為肌肉骨骼層次。譬如說，把手放在安的頭頸部，感受她的頸部肌肉是緊繃或柔軟，她的頭是靈活或僵硬。我可以感受她的頭有沒有傾斜、左右轉或往下壓，或她的頸部是否過度彎曲或拉直，或她的肌肉是否緊繃。

我怎麼知道在肌肉骨骼層次我要感受什麼？解剖學知識很重要。我可以在腦中畫出頸部脊椎骨，它們如何彼此鑲嵌、骨頭的相

對位置、肌肉的生長位置、以及脊椎骨的動作模式。這份知識，配合手上傳來的資訊，讓我在特定生理和技術層次上，充分了解學生。我很容易把注意力全放在這個層次，因為它很具體。但我的目標是什麼，我卻不清楚。如果我只注意人體構造的細節，我會忽略很多其他的重要資訊。

在第二個層次上，我的手讓我了解學生的動作習慣，以及整體的心身行為模式、學生的完整身心狀態——他們如何運作與動作。我的手讓我知道學生的連結性：她的頭與頸如何連結、頭頸與軀幹如何連結、軀幹與手腳如何連結，以及這種連結性對於頭部導向協調是干擾還是幫助。我感受到她的心身互動方式，融合了想法與感覺、意圖與行為、無意識習慣與有意識的認知。我感受到學生做動作時，她身心做出了什麼回應。

再來就進入了第三個層次——我的手讓我知道學生是否在抑制和意向。我的手是解答這項疑問的最佳工具，因為她的抑制和意向想法會向外投射在身體上。我的主要目標是教學生如何有效思考，讓她可以用這些技巧改變自己有害的慣性行為。我的手可以感受在她抑制之下釋放伸展的肌肉、更加靈活的關節，以及更加冷靜的神經系統。當我移動她的身體，我的手可以感受在她意向之下浮現的空間感、輕盈感、頭部導向協調性，以及心身連結。我的雙手也能讓她作回應，幫她學習並應用這些技巧，同時更能體會技巧對她的幫助。」

同時進行抑制和意向

我從簡單的開始。我的右手放在安的左手肘下方，我的左手則握著她的左手。我支撐她的手，是為了抬起她的手臂。我一這樣做，就感受到安的手臂稍微往內抽動，跟我保持距離。她的肌肉收縮了，手臂感覺變重了。同時，我也感覺到我跟她的手部連結減少了。當她出現這些反應的同時，她的呼吸節奏變了，軀幹也向下拉扯。她的腿部緊繃起來。因為出現這麼多反應，我知道她沒有抑制。

「安，我們重新開始。這次讓我提醒你要抑制。花點時間走上閣樓。讓內心安靜下來。思考沒有抬起手臂。我移動你的時候也繼續維持這個想法。很好。這次我覺得她的手臂變輕了。手肘和肩膀關節的反應也變好了。她正在讓我移動她，她的抑制避免了不必要的反應。她知道手臂在動，但沒有過度專注在感覺上。她的頭、頸、軀幹的向上協調性提升了。她的手臂在動的同時，依然與背部連結。你能感受到這些變化嗎，安？」

「可以，大部分你都提到了。」

「太棒了。好，我要把一隻手放在你的背部，另一隻放在髖關節上，但我不會用力移動你。我只是要把手放在你身上，同時請你坐下。很好。現在請你重新站起來。」

「她坐下的同時我感覺到什麼？」我看著同學們發問。「我才

剛請她坐下，就感覺她的背部和腹部肌肉在緊繃、拉扯，骨盆前傾。她也往椅子的方向後傾，表示她讓自己失去平衡了。她的腿部肌肉緊繃，讓膝蓋難以彎曲。她的頸部肌肉緊繃，使頭部後仰。總之，她干擾了自身的平衡和協調。從這些徵兆，我可以對她的想法做出什麼推斷？她的心思似乎直接跳到坐下的目標去了，而沒有抑制或意向。」

是什麼啟動了這套模式？正是她坐下的想法。她要怎麼改變自己的動作模式？必須先改變這個心理概念。透過抑制。

「安，請你告訴自己你沒有要坐下。我將你的身體稍稍往後倒的時候，持續思考這個念頭，想著你沒有要坐下。意思是你在抑制——你在閣樓裡，思考沒有要坐下，自己沒有做這個動作。」

這回我覺得她沒有操之過急，為了坐下而緊繃肌肉。她讓我幫她完成動作，卻沒有啟動自己的反應。所以我知道她在抑制。我同時也用放在背上的手，稍稍支撐她的重量。我的支撐讓她可以放鬆軀幹和腿部的屈肌。這使得她的軀幹可以向上伸展。她的骨盆沒有前傾。我的手並沒有做任何矯正動作，只是在她思考不動的同時支撐她而已，她的動作模式因此變了。現在，我要屈膝壓低身體，同時繼續支撐她，讓她跟著我一起動。好的！安坐在椅子上了。

「各位看出她的動作有何不同嗎？她的軀幹更加挺直。腿部肌肉伸展開來，讓關節更自由彎曲。膝蓋輕鬆前彎；腳跟仍然與地面接觸。這一切不是因為我用手強迫才發生，而是因為她剛剛在抑制

自己的反應，好讓我支撐和移動她。結果，現在她體驗到一種身心連結性更強的坐下方式。」

「接著，我要把手放在她的頭頂和背部中央。安，請你走上閣樓，對自己說你沒有站起來。然後開始想你的指示：頭部在前上方，軀幹拉長變寬，膝蓋向前釋放。同時，我一面等著感受她的變化，一面也在抑制和指示。我會根據接收到的訊息，決定接下來的手部動作，或者該怎樣進一步解釋。

安，你的抑制非常好。繼續指示頭部在前上方。我剛剛感到她的頭稍稍後縮。大家可能看不到，但我感覺到了。這是什麼意思？意思是學生試著自己把頭往前上方移動，而非思考前上方的意向。所以我知道她的意向念頭不夠明確。」

漸漸感覺到整體

接下來，我要把手放回安的身體上，請她繼續意向，然後進一步移動她。我透過手蒐集她特定身體部位的資訊，由於我仍維持擴大的意識範圍，因此可以感知到一種全面連結的感覺，從頭到頸到軀幹到四肢。我現在把她的身體稍稍傾倒。我移動她的同時，有個東西讓我注意到她的腿。她的腿不如她的軀幹那麼輕盈自在。我在哪裡感覺到這個訊息？好像是透過雙手，但我想更精準的說法是透過整體意識。我問自己：這在她的想法代表什麼？她在抑制嗎？在

意向嗎？是不是忘了某個特定方向？

「安，請你思考『沒有緊繃，沒有鎖住腿部。』不要向下聚焦在腿部感覺。待在閣樓裡思考文字。讓文字產生意義，讓意義影響你的整體。」

「我給了她一些指示，現在要看是否能感覺到什麼變化。我覺得她的腿部稍微放鬆了。移動她的時候我也覺得更輕了。她的軀幹向上協調性更好了。但還是有什麼不太對。我覺得她的腿沒問題，但腳好像一直有什麼障礙。腳不像腿那麼輕鬆。她的腳就是有什麼不對勁。她對腳的想法跟其他身體部位不同。」

「不可思議！」安打了岔。

「什麼？」

「我的腳最近很痛。我不知道這有沒有關連，可是我在幫一個腳部問題很多的學生上課，所以我也一直在思考腳的問題。這些問題最近一直出現在我腦海，也造成我的困擾。」

我看到眼前許多臉孔露出驚訝和好奇，也許就是我透過另一種方式得知——我的雙手和意識讓我明白她的腳跟其他部位就是不同。就好像腳被排擠在她對自我的概念之外。

「我無法合理說明我怎麼知道她的腳有問題。讓我補充說明，我不是馬上知道的。我是從使用雙手接觸到現在才知道。慢慢地，我才逐漸有辦法感覺她的整體。然後我開始覺得她的腳部受到干擾。你問我到底怎麼知道的吧，天曉得，我真的無法解釋！」

我們都笑了出來，我讓安坐了下來。

「你必須讓心思澄澈透明，然後建立擴大的意識範圍。不要為了感覺學生或自己而分心。問自己各種問題，注意不同的對比。自問你想知道什麼：從具體事項，到整體動作模式以及背後的既定成見，到學生的抑制和意向都可以。給你的意向，注意有什麼變化，跟你自己抑制和意向的感覺做比較。慢慢的，你會建立一套經驗知識庫——一本感官解讀紀錄。我沒辦法把我知道的寫在說明書裡，直接傳授給各位。只有一種方法能取得——在教學時維持自身良好的身心連結。最終，你會累積更多經驗、敏感度和心得。」

「然而，必須要記得的是，也許你可能會誤解。教室裡沒有其他人告訴你答對了。但當某個東西，不管是什麼，一直對你的感覺『表達意見』，你就得注意了。聆聽並接受。然後想辦法測試。」

「我覺得安的腳不太對，所以我就提出來了。如果我們在上課，我可能會請她思考不要緊繃或告訴她一些腳部如何支撐身體、接觸地面的資訊，然後請她抑制，思考『沒有站著』。然後我會看看有沒有出現變化。我不會直接告訴她『你的腳有問題』。」

「既然這份知識等於憑空出現，我們會覺得是想像力作祟。但它更像靠近的電線迸出火花——是一種直覺。它不是魔術，不是無中生有。它來自多年的練習，以及訓練有素的身心使用，還有手部與學生的接觸。手所能給你的資訊，異於其他感官。它們讓你以不同的方式心領神會。充分練習，你的心就能解開它的奧祕。」

學放鬆，改正錯誤姿勢
How You Stand, How You Move, How You Live

06
第六部分
意識
人體最新感官

22 揮別疼痛，迎向動感

右肩僵硬的約翰（二）

約翰仰躺在教室桌上。他的膝蓋彎曲，手放在肋骨上。他的頭底下墊了幾本書做為支撐，使頸部得以伸展。透過之前所學，他已經懂得走上閣樓，思考「不動」。此刻，我的手也正幫助他放鬆肌肉。他的肩膀逐漸打開，放開被鎖緊的胸腔。他的手臂和雙手的緊繃感減少了。他的手掌開著。由於他的抑制技巧進步了，我開始教他空間思考：上、寬、前方。今天，我打算具體針對他原本的問題下功夫——僵硬疼痛的右肩。

我的左手撐在他的右手肘下，右手握著他的右手，以他的手肘為支點將他手臂拉開，同時我也繼續支撐著他的手臂。過程中我看著他的表情，注意是否有不適。我感覺到他的肌肉反應和手臂重量。我的手給了我許多訊息，我開始自問：他的手臂是輕是重？肩膀、手肘和手腕靈活或僵硬？同時，我注意他的臉：眼睛有沒有向下轉動、眼神渙散，表示他忘記瞄準前上方？他思考不動的同時，仍然對周遭保有意識嗎？他在憋氣嗎？我搬動他的手臂時，其他身體部位是否緊繃，還是維持了整體的擴張感？問題一個接一個閃過

我的腦海。

在此同時，我也注意我自己的身體協調：我放鬆頸部，讓頭位在脊椎的前上方。我在思考意向的念頭。我提醒自己不要刻意搬動他的手來達成目標。我等待他肌肉放鬆的訊號。

「約翰，我把你的手往旁邊拉開的時候，肩膀會痛嗎？」我確認一下。

「不，沒問題。」

「很好。記得抑制和意向。當你走上閣樓的時候，記得思考沒有繃緊手臂。思考『我沒有抬起手臂』。然後，思考你的頭部在脊椎前上方，讓軀幹拉長變寬，讓膝蓋向前釋放，離開髖關節和腳踝。」

「你知道，」約翰打岔，「幾星期前我還沒辦法像這樣讓你移動我的手。」

「沒錯，約翰。你進步很多。想想，你已經學了好多，也變了好多。我連一個回家作業也沒給你喔！」

約翰笑了，接著說，「我還是擔心肩膀。沒有太大改善。你覺得我以後有辦法舉手過頭嗎？」

「當然，但我們必須慢慢來。現在太專注在這個目標上不好。如果太在意，你會忘記抑制和意向，讓造成這麼多問題的身體慣性反應再度啟動。重點不是今天你的手臂能動多大，而是在我移動你的時候，你還能繼續抑制和意向。這是第一步。長遠來說這會比較

有意義。當你愈來愈會抑制和意向，你就能在任何時間、任何情況下，使用這些技巧。你的收穫絕對不只是肩膀能動。」

「提醒自己走上閣樓，思考沒有移動手臂。」我重複提醒。當我感到約翰的肌肉放鬆了，我微微抬起他的手臂。在此同時，我發現約翰的眼睛向下轉。我感到他的手臂向內縮，好比烏龜退回殼內。

「約翰，你的注意力剛剛跑到哪去了？」

「我想我在注意手臂。我在感受你的動作。」

「你觀察得很仔細。你這樣做的時候還在抑制嗎？」

「沒有。」他抿著嘴唇。

「很好。你在學習。你發現自己的注意力向下聚焦在感覺上。現在請重新抑制。思考把注意力放在前上方，告訴自己沒有移動手臂。然後加上意向：我的頸部在放鬆、頭部在前上方、背部拉長變寬、膝蓋向前釋放。」

我說話的同時，我感到約翰的肌肉鬆開了，於是再度開始移動他的手臂。結果我才動一下，他的眼睛再度向下轉、向內聚焦。他的臉似乎有些壓力、手臂變得沈重。

「你在想什麼？」我問。

「我想我的注意力又向下跑到手臂了。」

「沒錯。所以請你重新抑制和意向。」我等了一會，看到約翰的眼神改變、臉部肌肉放鬆、手臂再度接受我的指揮。既然他的狀

況不錯，我開始旋轉他的手臂，稍稍把關節向外翻。我等待他的肌肉鬆弛，希望增加動作幅度。過了一會，突然有東西僵硬緊繃起來。我停下動作問他，「剛剛怎麼了？」

「我擔心你的動作。我怕會痛。」

「有痛嗎？」

「沒有，其實沒有。」

我彎起約翰的手肘，把他的手臂放回體側，讓手靠在肋骨上休息。然後我退後一步看著他。

「我表現不太好，對吧？」他搶在我之前開口。

「完全不是。我想你可能有不必要的顧慮。你的肩膀發痛，關節僵硬難動。所以你認為問題在肩膀。」

「大部分人把自己當成冰箱。我們常常把外在物理世界的法則應用在自己身上，卻不自覺。如果冰箱壞了，你會怎麼辦？你要找出壞在哪裡，然後把零件汰舊換新。換句話說，你必須知道問題在哪裡，還有該怎麼修理才能解決。但人不是這樣。人不是一堆零件的組合。你是很多複雜系統的組合，它們既各自獨立又互相連動。你不能把手臂拔下來換一條新的。

你的既定成見是，如果把心思都放在手臂上，就能發現問題是什麼並加以修正，讓手臂恢復正常。但這是不可能的。除此之外，當你這麼注意手臂的痛感，你會忽略身體其他部位，還有周遭世界的狀況。沒錯吧？」

「對，我是蠻注意手臂的。」

「因為你的成見——以為專心感覺手臂就會知道該怎麼辦——結果你對疼痛的反應其實反而讓疼痛加劇。疼痛刺激讓你的腦袋慢慢學會過度專注在產生疼痛的身體部位。同時，也讓你的大腦相信你有危險。你的大腦認定疼痛是一種威脅，因此啟動防衛機制，產生各式各樣的神經化學變化。你可能會分泌壓力荷爾蒙。全身其他部位也會出現生理變化，肌肉會更緊繃。這是一種壓力反應。結果就是造成更多疼痛。」

「你的驅動系統和自我防衛機制是相連的。久而久之，你等於受了兩種傷：僵硬發疼的肩膀，還有你過度專注感受肩膀的錯誤認知。你不知不覺間重複啟動和助長這套防衛反應。為了讓你痊癒，我們必須雙管齊下：治好生理傷勢，還有你的慣性反應。你認為該怎麼解決？繼續做肌肉運動？」

「不。」約翰說，「用抑制嗎？」

「你說對了。你想再試試看嗎？」

「好啊。」

我握著約翰的手肘和手掌，將他的手臂向外拉動。然後我暫停，請他走上閣樓，思考不要移動手臂，然後思考上、寬、前。「提醒自己不要聚焦在手臂感覺。我知道你會怕，因為你怕痛，但請自己假設手臂沒受傷。這樣你才能間接關掉恐懼反應。你可以當作手臂完全正常，這樣我搬動手臂時，你才會感受到全新的反

應。」

我看著約翰的表情，知道他懂我的意思。「很好，約翰。繼續思考前上方，待在閣樓。然後試著思考，『我不必修好我的手臂。』」

約翰的手臂開始在我手中伸展、變輕了。我慢慢將手臂向外轉，但就在這一瞬間，他的注意力再度下移。我停下動作，繼續支撐他的手臂。「約翰，思考走上閣樓。你在閣樓上就能產生整體意識，而不只是肩膀和手臂。記住，你不是一堆零件的組合。我希望你的思考能覆蓋全部身心。從閣樓裡你就能意識到完整的自己——從頭到手指到腳趾。你要想著自己沒有專注於恐懼和感覺，並讓我稍微搬動你的手。」

我一面說著，約翰的手臂一面再度開始伸展。我可以把手臂轉得更開了。在此同時，他的肩胛骨周圍和背部的肌肉放鬆了。這讓我可以把手臂舉過他的頭頂。現在約翰的手大約比肩膀高了 15 公分多。我知道他好一陣子沒把手舉這麼高了。我停止動作但持續支撐手臂，同時等待著。約翰在抑制和意向，同時望向前方，沒有聚焦在手臂上。他正在維持更均衡的整體自我意識。

「約翰，很好。你現在更注意整體了，你知道嗎？你懂我這句話的意思嗎？你再也不把自己當成『一條受傷的手臂』了，我說的對嗎？」

「對，我感覺到差別了。我不再那麼注意手臂和你的動作了。」

「太好了。你正在扭轉你身心連結的慣性。繼續注意前上方的閣樓。這會讓整體自我意識浮現，而不是專注在單一部位。我在支撐和移動你的手臂，但你的任務是思考沒有做任何事，還有想著上、寬、前方。很好。」約翰放鬆肌肉的同時，我緩緩將他的手臂舉高。然後我停下來稍待片刻，再把他的手臂向上舉高。他的肩膀肌肉開始放鬆，背部肌肉拉長，手臂輕盈靈活。

「約翰，繼續努力思考。另外，你可以在意識邊緣感覺到手臂位置嗎？」

「是不是更高了？」

「我覺得是喔。你的手大概比肩膀關節高 60 公分。幾乎快到頭頂上了。你會痛嗎？」

「不，完全不會。簡直不可思議。我的手臂已經一年多沒舉這麼高了。你怎麼辦到的？怎麼成功的？」他的臉上綻放笑容，同時充滿驚奇和質疑。

「不是我做的，約翰，是你。如果不是你讓我搬，我也不可能把你的手舉這麼高。我沒辦法讓你的肌肉放鬆。這都要歸功於你的思考技巧。你在抑制，所以肌肉放鬆了。但不只是放鬆肌肉而已，你也放下了成見，避免啟動恐懼反應，還有改變過度專注於感覺的老習慣。你也在空間思考，恢復軀幹肌肉的頭部導向協調性。你的思考讓你全身拉長、伸展，不只是手臂而已。」

「如果你改變其中的一環，就能改變全部。你對手臂疼痛的反

應，不再阻礙自我身心平衡了，你反而學會改變想法，放下既定成見、緊繃和恐懼感。這就是我們要的，不是嗎？」

「大部分人的無意識慣性，都讓他們的緊繃、恐懼和僵硬感，隨著年齡不斷增加。但不一定要陷入那個惡性循環。你的身體不必愈來愈僵硬。你可以學會抑制和意向，用這些工具改變自己，讓每一刻的身心反應變得更自然、正確，同時更能維持並改善你的健康。」

隨著我把約翰的手臂放回原位，雙手放在肋骨上，他並沒有說話。然後他轉過來面對我，「我在這堂課的收穫遠超乎我的想像。」

23 生命中不可思議之輕

下背疼痛的愛琳（三）

　　愛琳每週上課已經 5 個月了。她已經學會在起立和坐下時抑制，讓我搬動她的身體。她正在學習意向技巧，已經聽得懂我的術語，知道上課該如何參與。此刻，她坐教室椅子上，我站在她的左邊。我的右手放在她的頭頸後方。

　　「愛琳，思考意向——讓頭向前上方伸展，軀幹拉長變寬，膝蓋向前釋放。」我一面說著，一面感受到愛琳頸部略略下沉。我很快看了一下鏡子，發現愛琳的眼光轉到了下方。她聽到意向的反應，是讓注意力向下感受身體。因此我知道她為了執行指示，反而開始用身體思考。

　　「我們簡化一點，愛琳。走上閣樓，看著前方。花點時間制止內心對話。」我稍稍停頓，讓她有時間消化這些指示。「思考沒有坐著。思考沒有做任何事幫我。對自己默念這些話，讓每個字產生意義。你要了解這些話的意思是什麼。」我等待的同時，感受到愛琳全身慢慢安靜下來，像風吹過之後的樹葉。頸部下壓的感覺消失了。

「很好，愛琳。你有感覺到你的思考更明確了嗎？」

「有。」

「現在加上空間思考。首先思考上方，往上超越頭頂。」我把左手輕輕放在愛琳頭頂。「想像往我放在你頭頂這隻手的方向。讓你的語言產生向上擴張的感覺，往頭頂方向不斷延伸。這只是一個念頭，不用花任何力氣。你不需要用身體做任何事。」我暫停講解，用手感覺愛琳對這些指示的回應。我感到她更專注和明確了，身體更放鬆但姿勢不變。我也感到她更有活力了，我可以更輕易搬動她的身體。

「現在加入變寬的想法——想像從耳朵向外伸展。寬是電梯門向左右打開的方向。」我再度等待。

「加入前方的想法——朝正面的方向擴張出去。」

我一邊說著，一邊等待愛琳的回應。她懂我的意思。我的手感到她的頭稍稍向前上方浮起，遠離頸部。她的頸子似乎變得更柔軟、堅韌。她的軀幹正在做頭部導向協調。我以髖關節為支點，將她的軀幹稍稍前後搖擺，她的身體感覺輕盈但強健，很靈活但仍透過骨盆與椅子連結。

「很好。你在抑制和意向，而不是專注感覺體內的變化，或嘗試用身體做正確的動作。你有發現自己的思考模式變了嗎？」

愛琳點點頭。看來一切順利，所以我進一步考驗她的意向技巧。我把手掌根部放在她的頸部下緣，施加一點壓力，同時伸長手

臂，將坐在椅子上的愛琳更向前彎。我完全沒有提到站立，但愛琳立刻有了反應。她的腳部緊繃，向內擠壓。軀幹產生向下壓迫的力道。她的感覺不再輕盈。被搬動的感覺一出來，愛琳的大腦就馬上行動，繃緊腿部、腹部和下背部的肌肉。我把她拉回坐直的姿勢。

「你的想法怎麼不見了？」我問。

「我不知道，突然消失了。」

「告訴自己不要對動作有反應。只要想著沒有站著。記得，我會負責搬動你的身體。你只要抑制跟建立方向感就好——讓頭部往前上方伸展，軀幹拉長變寬。膝蓋向前釋放。對自己思考這些意向，先一個一個想，再全部一起思考。你不要想著自己做動作。」

愛琳沒有回答，但我從手感知道，她已經恢復了空間思考。她正在向上拉長。她的軀幹變得更柔軟了。我再度讓她向前彎身。這次動起來的時候，愛琳繼續指示。她的身體前傾時不再下壓，反而是往上迎向我的手。她的肌肉在伸展，脊椎向上拉開。她的腿沒有鎖死，或把膝蓋擠在一起。接著，我把她的身體後推坐直，但一瞬間身體下沉感又回來了。剛剛在我手中感覺活力充沛、彈性十足的身體，現在似乎又退縮了，逃向內部深處。

「你剛剛有感覺到空間思考變了嗎？」

「有，」她回答，「你一把我往後倒，我就想著臀部跟椅子的接觸。」

「你有空間思考嗎？」我問。

「沒有！」她明確回應。

「你覺得哪一個方向不見了？」

「前方。我開始想著後面，往椅子的方向。」

「好，很好。我們再試一次。」我將指示重複給她聽一次，在我的手的引導下，她的軀幹再度前傾。

「愛琳，繼續意向。讓上、寬、前的念頭擴張到你周圍的空間。」我將她的軀幹回正。

「你懂了。你覺得這次有何不同？」

「我一直想著意向。感覺比較輕盈。」

「好。這顯然代表你的意向有效。它改變你的協調方式，讓身體變輕，擺脫沈重感。但不要太專注在身體的感覺上。你可以在意識邊緣感受它，但重點是繼續保持抑制和意向。」

接下來，我把右手移到她的背部中央。左手仍然在她的頭頂。我重新思考對自己的指示。我把手臂伸長，左手對她的頭部施加非常輕微的力道。我再度用這個動作測試她。如果她有抑制和意向，這一點壓力會讓她的背部肌肉張力增強，使她的身體上推。否則，我對她的頭頂施壓就會讓身體下沉。她會內縮，脫離我的接觸。我提醒愛琳思考前上方。我感到她的頭部掉了下去。她的下巴內縮到頸部，頸背變得扁平。

「往我的手在你額頭上的方向去思考，愛琳。思考頭部在前上方。」我感到她的頭微微向後仰。「那不是上方，愛琳。上方是哪

邊？你想的是後上方，不是前上方。思考前上方，往我的手的方向。」過了一會，她的狀態變了。她的頭自行調整好位置，軀幹向上伸展。她的下巴離開頸部，頸部又回到柔軟、拉開的狀態。

「很好。現在你的意向更好了。你分得出來嗎？」

「是，但差異非常小！」

我再度對愛琳的頭部微微施壓，同時也透過右手對她的背部加壓。在她意向的同時，對頭部和背部一起施壓，產生了微小但美妙的變化。隨著我的雙手向內壓，愛琳向外擴張，撐住了我的手。她的背部變寬，向上拉長。她的肋骨動作更輕鬆了。她的頭在脊椎頂端自由向前伸展，感覺似乎朝我的手延伸。感覺我摸的是一截被壓縮的彈簧，正往外擠壓我的手掌。

看來進度不錯，因此我把手臂向右移動，這回以髖關節為支點，將坐在椅子上的愛琳往後擺動。結果下一瞬間，她的軀幹又變重了。我的回應是增加自己右手對她背部的力道，給予更多支撐。為此，我繼續意向，如此我才能以自己的拉長變寬，對抗她的重量，特別要仰賴我的腿和背。這給我更多力道，我才能在不緊繃肌肉或向下壓的狀態下，撐起她的身體。

就在我加強力道的同時，我感到愛琳的腹部肌肉伸展開來，肋骨也動了起來。她的呼吸變順了。同時，她的身體再度向上舒展，恢復了輕盈和彈性。我手中的彈簧又回來了。這個姿勢維持了 30 秒左右，我知道她已經進步很多了。我讓愛琳回到坐直姿勢，雙手

離開她的身體（見圖 23-1）。

「表現得很好，愛琳。我讓你在椅子上往後倒的時候，你還是繼續抑制和意向。同時，我放在你背上的手也在支撐。這讓你的腹部肌肉鬆開，於是你的軀幹就能進一步向上伸展。我們是團隊合作：你在抑制和意向，我在支撐和提供雙手引導。如果你沒有抑制和意向，你往後倒的時候，我們絕不可能這麼輕鬆。」

「準備再試一次了嗎？」愛琳點頭。「記得你不必自己動身體。動身體是我的工作。你要走上閣樓，然後抑制和意向。不要聚焦在動作的感覺上。你應該注意意向技巧，而非你認

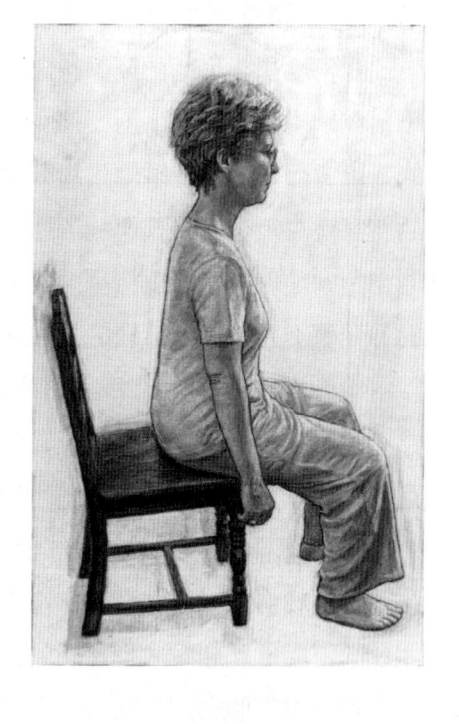

圖 23-1 │ 愛琳坐姿。她的頸部不再緊繃。頭部在前上方，背部肌肉鬆開了，讓脊椎能向上協調。肩膀充分打開，雙手自然垂下。膝蓋不再靠攏，腿部肌肉拉開了。

為應該指揮操縱的身體部位。維持所有方向的空間思考：上、寬、前。」我再次把雙手放在她的頭頂和背部。「還有思考前上方，我搬動你的時候，要想著我的手在你額頭上的方向。這次我要把你在

椅子上向後倒多一點。」

　　我開始將愛琳向後倒，但她又向下退縮了。

　　我還沒開口，愛琳就說，「我分心了。我的心思跑掉了。」

　　「很好。你注意到自己停止思考的那個瞬間。每次一分心，就是你恢復思考的機會。這就是你練習和累積技巧的途徑。」我把愛琳拉回坐直姿勢，雙手停留在她的頭頂和背部。我們又試了一次。

　　我把手移到愛琳的頭頸後方。我持續將她在椅子上前傾、後仰、再前傾。這個程序能讓我感受她如何維持思考力，回應我的指示。我感到她在聆聽和理解。她不再專注於身體，嘗試自己做正確的動作。她在動作時背部拉開了。她的四肢強壯有力卻很靈活。她的動作毫不費力。彷彿她的軀幹黏在我的手上，既然我在動，她也就跟著動。我們來回練習的同時，她的頭不斷在脊椎頂端重新定位，保持在頸部頂端略略偏前的位置。她的腹部肌肉又更放鬆了。這讓她的下肋骨持續擴張，讓更多空氣進入肺部，然後整齊地吐氣。她的身體似乎失去了質量，成為開放空間。

　　當她的軀幹來到垂直線後方 20 到 25 公分處，我停止動作。我能感受到愛琳在意向。她正在朝我的手向上伸展。我的手、手臂、背部和腿也在伸展。我向她重複一次完整指示，請她對準前上方思考。當她照做的時候，我感覺到她的全身的連結更強了，從頭到脊椎底部，再到腿、腳和地面。她的感覺是完整的。我的支撐也讓愛琳放鬆了臀部屈肌，這讓她的軀幹向上伸展更多，解除之前的向下

壓迫感。我思考我的意向，尤其是前上方。我加強接觸，並提醒自己要讓這股透過接觸傳來的力量，流過我的手臂、背部、腿部，直達地面。

我非常確定我們都在意向，於是伸直雙腿站了起來，同時把手臂往側上方移動。由於愛琳也在意向，我覺得她幾乎沒有重量。她動的時候，關節似乎完全沒有摩擦力。她像點火升空的火箭，從椅子上站了起來，軀幹始終筆直。我完成站立動作的同時，我的學生也是站著，輕鬆維持垂直平衡（見圖 23-2）。

我把手放開，同時愛琳轉頭面對我，露出驚訝的笑容。「怎麼會這樣？」她忍不住開

圖 23-2 ｜ 愛琳站姿，平衡狀態更佳，軀幹向上延展性更好。可對比圖 14-1（p.171）。

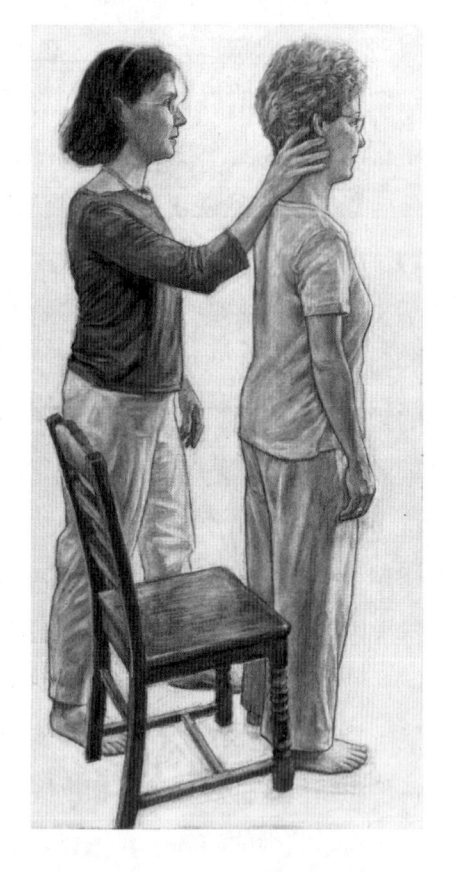

口，「不是我！你把我從椅子上抬起來的，對吧？你怎麼辦到的？我沒有站起來！」面對一連串的發問，我笑而不答。

　　我的學生又高興又困惑，她重複，「你怎麼把我從椅子上抬起來的？」

　　我搖搖頭，「我沒有。我沒有把你抬起來。是你辦到的。或者說，是你的想法辦到的。」

　　「你確定嗎？」她再度質疑，「我嚇了一跳！我覺得我好像一隻鳥，向外伸展四肢，直到我──」

　　愛琳停頓半晌，不知該怎麼說。

　　「我放開身體，起飛了！」

24 讓自我發聲

嗓音毫無生氣的演員葛萊

　　不久前，有位名叫葛萊的年輕人打電話報名上課。他最近從大學戲劇系畢業。葛萊高大英俊，一頭黑髮，輪廓相當立體，坐在我教室的椅子上，向我保證他沒有任何疼痛或傷勢。

　　接下來幾個月，葛萊每週準時報到。他常常掛著笑容，但他似乎也很緊繃。前幾堂課，我發現他的笑容與內心狀態完全相反。葛萊的身體非常僵硬。當他躺在教室桌上，想搬動他的手腳非常困難。讓我不禁懷疑他如何通過戲劇系的肢體動作課程。

　　我替他上桌子課的時間超乎預期。葛萊必須學會抑制，而最容易教會他的方式，就是讓他躺在桌子上，如此就不必對抗地心引力。

　　慢慢地，葛萊開始改變了。他過於頻繁的笑容變少了。他的四肢更輕盈、更鬆動了。他的走路姿勢更優雅了。每週下課時，他都會說他覺得上課有用。我相信他的話，但他從未具體解釋「有用」是什麼意思。

　　有天，葛萊躺在桌上進行抑制，我稱讚他從第一堂課開始到現

在的變化非常大。

「我也覺得。」葛萊很快接話，語氣有些不對勁，「我現在不會那麼想砸爛別人的腦袋了。」

葛萊的回答讓我幾乎無法呼吸，差點不知如何回應。

後來，我一面想著他的說詞，一面感到非常困惑。葛萊的個性友善、外向。他在上課中會微笑、大笑、跟我聊天，雖然我很快就發現他的身體十分緊繃。可是，「想砸爛別人的腦袋」，這句話象徵另一種層次的緊繃，同時也象徵壓力。我不認為他會真的做什麼，也不覺得我有危險，但我開始對葛萊多懂一點了。他讓我看到他內心的掙扎多麼劇烈。我也體會葛萊緊繃的程度有多高，也意識到他把自己鎖在體內深處，也因此葛萊完全不知自己為何有這種感覺，他只是繼續微笑，戴上開心的假面具。這一定讓他非常疲憊和疏離，葛萊是個內部分裂的年輕人。

儘管我對他的說法感到震驚，還是很高興課程能幫助他解脫這種內在掙扎。隨著葛萊的身體持續放鬆，我開始替他上椅子課。有天我決定在他的課程和戲劇之間搭起一座橋樑。當他坐在椅子上，我問他想不想朗誦。

葛萊眼睛一亮，連說「好啊！」

我給他一本《達文西筆記》（Da Vinci's Notebooks），請他挑一頁讀讀看。葛萊翻開書本，開始朗讀。我一邊看著、聽著，一邊感到十分詫異。我本來以為一位專業演員的音色，應該很有存在

感。但葛萊的聲線無力又毫無起伏。完全沒有共鳴。他聽起來毫無生氣。偶爾他會強調某個單字，但他的聲音有一種支離破碎的感覺，好像背後不是一個活生生的人。我請他停止朗讀，把書放在大腿上。

「葛萊，剛剛朗讀的時候你在想什麼，說得出來嗎？」

「嗯，我想我剛剛希望把字的發音弄對吧。」

「那這些話的意義呢？你有看懂你讀到的內容嗎？」

「不，我沒有注意。」

「再試一次。」

葛萊又讀了幾個段落，但狀況完全相同。他的聲音很窒悶。我發現自己幾乎不想聽。「好，葛萊，請停止。」當他放下書本，我問，「這次你在想什麼？你有什麼其他發現嗎？」

「嗯，我希望把字唸對。」他重複相同答案。

「那你呢？葛萊在讀書的時候，他跑哪去了？」

「我？」

「是。你有自覺嗎？」

「不，完全沒有。」

「你在哪裡？」

葛萊的眼光一低，他似乎在研究大腿上的書，「我不知道。」

「你很重要，葛萊。你不只是一個聲音，負責把紙上的字唸出來而已，跟自己毫無關連。你可以加入演出。朗讀的時候保持自覺

不會有任何問題。思考每個字的意義，而且受到意義的影響，也是毫無問題的。簡單說，你可以讓自己像在台上表演。」

「再試一次，但這次在你開始之前，我請你花點時間注意坐在椅子上的自己，踩在地板上的腳，還有周遭的空間。然後進行抑制和意向。現在讓我們看一下，你在朗讀的時候，能否維持這份自覺和想法。試試看吧。」我一邊說，一邊在葛萊身邊蹲下。我的手放在他的背上，讓我感受他對我的指示的回應。

葛萊拿起書本。他頓了一下才開始朗讀。這次他的聲音比較紮實，表達方式多了一點變化。過了一會，我請他停下，告訴我這次他注意到什麼。

葛萊一時無語，思考該說什麼。「嗯，我比較有意識到自己。我知道我在拿書。我按照你的要求在意向。」葛萊停了下來，「其實，我有點擔心。」

「希望不要唸錯。」

「這項觀察很好。我們再試一次，但先讓我幫你一下。把書拿高一點，舉高到你的面前。」我用一手把葛萊的手臂抬高，另一手輕輕放在他的背上。「花點時間看到書頁上的字。不要太努力看，或聚焦在某一兩個字，意識到有在看就好。你也看得到書本旁邊，書頁的左右兩側。你懂我的意思嗎？」

「懂。」

「你在看的時候，提醒自己，認真唸每個字的時候，你不用把

自己排除在外。你的人要在，在此時此地，坐在這張椅子上。當你看著書本，要意識到是光把這些字帶給你的。光線從書本上折射，通過你眼睛的鏡面成像，然後刺激眼睛後方的細胞。這些細胞把光線轉變成神經訊號，送到腦部後方。說你在讀書本上的字並不準確。你在讀書的時候，大腦同時在處理頭部後方視覺皮質的訊號。閱讀不是發生在體外。它發生在你體內。」

「對了，朗讀多久都沒關係。我們不急。」

葛萊再度開始朗讀。這次他的聲音多了一種音色和共鳴。我注意到他的呼吸更順暢了。他拿書的手臂似乎變輕了。他肩膀和背部的緊繃感減少了。

「好，葛萊，可以停了。感覺不一樣，你知道嗎？」

「對，我覺得比較好。我沒有專注在每個字上面。我有點像是讓字自然進入我的腦袋。」

「很好。你好像比較冷靜。你的聲音更飽滿了。」我依然把一手放在他的背上，另一手則放上他的頭頂。「現在先把書放在大腿上，花點時間想像走上閣樓。很好。你在閣樓可以產生整體自我意識，從頭到手指到腳趾。」我一面說話，一面把葛萊的身體輕輕前後搖擺，發現他的頭、頸和脊椎之間的連結改善了。

「很好，葛萊。現在思考你的意向——你在閣樓，有了自我意識。你在思考讓頭部在頸部的前上方，背部拉長變寬，腿部相對身體向前放鬆。另外也要想著，不要緊繃下顎。再試一次。」

　　葛萊朗讀的同時，我用手將他的軀幹微微前後搖擺，幫助他進一步向上伸展。我把他的頭部和頸部稍稍轉動，增強柔軟度。他的朗讀很順利，但突然間有什麼變了。葛萊的身體似乎瞬間鎖死。我搬不動他。他的焦點似乎跑到內部，聲音也斷了一下。他在一句話中間停了下來。

　　「你在想什麼？」

　　「我有點不確定這個字。我在想該怎麼發音。」

　　「你有發現擔心發音的時候，你還有什麼變化嗎？」

　　「我會緊繃？」

　　「沒錯。還有什麼？」

　　「過程太快，我不是很確定，可是我心裡想到我可能會發錯音。然後我感到頸子和下顎就繃緊了。這個感覺一出來，我就更專心看著書。我完全忘記整體意識和想法了。然後我把字唸錯了。我也覺得丟臉，有點難過。我的腸胃好像打結了，現在還沒解開。」

　　「你的觀察非常重要，葛萊。你的體內可以一下子發生這麼多事，是不是很神奇？」

　　「我也覺得。」

　　「你想繼續下去嗎？」

　　「好啊，蠻有趣的。」

　　「花點時間恢復思考。走上閣樓。讓自我意識在體內慢慢湧現。即使那種腸胃打結的感覺，也是此刻的你的一部分。你不必非

讓它消失不可。那個感覺不是敵人也不是問題。讓它去吧。如果你不對抗它，或故意排擠它，它會自己消失。即使你真的唸錯一個字，那也是此刻你的一部分。是事實，但不是壞事，不代表你失敗了。大家都會唸錯。既然這會讓你產生一種身心反應，做為演員，你可以好好利用這種反應。你會希望給自己一個情緒反應的空間。當情緒出現的時候，它會影響你的聲音。那是好事。那是你要的。觀眾可以聽到聲音裡的情緒，而且被感動。」

「你不必刻意裝出某種腔調，或特地改變你的表達方式。你只要在朗讀的時候感受字句的意義，讓自己被影響，讓情緒自然出現就好了。你不必在一有情緒的時候，就把自我意識排除在外，不論在台上台下。讓意義和經驗影響你。你不必非控管一切不可。」

葛萊重新來過。這次他的聲音更真誠了。他聽起來更自在、更有感情。不過讀了一陣子之後，他的聲音又回到原本的扁平狀態。他的聲音告訴我，葛萊又不見了。他停止朗讀。

「這次呢？怎麼回事？」

「感覺又跑掉了。我的思緒突然全部蒸發。」

「知道為什麼嗎？」

「嗯。」他緩緩地說，「這跟我平常朗讀的感覺很不一樣。」

「怎麼不一樣？」

「這讓我知道我平常有多壓抑。我真的把自己關了起來。我想是因為這樣朗讀的感覺太強烈了。我一下有好多感覺。我覺得很脆

弱。」

「你要休息一下嗎？」

葛萊搖搖頭。

「這一次唸的時候，提醒自己是你在朗讀，你對於整個過程很重要。不論有什麼感覺，只要下定決心走上閣樓，產生整體自我意識就好了。思考抑制自己對這些不安感覺的反應。它們只是感覺而已。讓它們在你體內自然出現，自然消失。你可以對慣性說不，不要再把自我排除在外。」

「意識到你的自我，讓自己被朗讀的字句影響，接受朗讀產生的體內變化。你的工作不是要裝出某種聲音。你的工作是朗讀，讓文字的意義產生改變和影響。讓自己被影響，讓自己嚇一跳。你不能先預設會有什麼結果。」我把手從葛萊身上移開，走到一旁。

葛萊點點頭，拿起書本，重新開始朗讀。不久後，我發現自己的手臂汗毛直豎，喉頭梗塞。葛萊的聲音完全變了。彷彿有什麼從他體內湧現，毫無預期、毫無修飾、毫不保留。他的聲音很有重量、音色和共鳴。隨著他繼續唸下去，朗讀的節奏也變了。他更頻繁停頓，但我卻聽得入迷。靜默也是一種訊息。我發現他說的字對我產生意義。畫面在腦中浮現。他的聲音更飽滿完整。他的聲音充滿情感卻又不做作。聽起來很真誠，似乎來自這些字句在他內心的共鳴。葛萊似乎對自己的身體感到輕鬆自在。他的呼吸更順暢自然。他的聲音活過來了。

葛萊停了下來，放下書本，抬頭看著我，「哇。」

「葛萊，好棒喔。我聽到起雞皮疙瘩了。你覺得哪裡不同？你剛剛在想什麼？」

「我想著文字的意義，同時也想著我自己，讓文字影響我。我不再對煩惱產生反應了，我不管它。有時我得停下來，想想文字的意思；有時我會跟丟。當我用一種理解文字的方法去朗讀，我不再擔心你會怎麼想，或我有沒有唸錯。我覺得跟自己比較有連結。」他頓了一下，「我不知道可以這樣朗讀。」

「我不知道你有沒有感覺，葛萊，可是我可以跟你說，你的聲音變了很多。它變得很有感情，聽起來並不矯揉造作。它發自你的內心。我也更懂你在唸的內容了。中間的停頓不是問題，因為我跟著你的節奏。當你停下來理解文字的意義，也讓我有時間去思考。太好了。你只唸了幾段話，可是我很感動。」

葛萊低下眼睛，搖搖頭說，「戲劇課老師怎麼不教這個？」然後他抬頭看著我，目光灼灼，「感覺真棒。我覺得好像變了個人似的。我覺得跟自己的連結更深了。我覺得更完整。」

25 人體第八感：自我掌控──心與身的連結

我曾將人體第六感的身體感知，譬喻成內心的一面鏡子，讓我們得以窺見身心運作狀態。主要就是靠這第六感，而非其他感官，使我們內心建構出的自我組織架構，亦即一個能「行動」的「自我」。另外，我認為我們的語言能力就像第二面鏡子，正對著第一面，讓我們得以看到自我概念的反射：透過語言符號的呈現，我們才能建構愈來愈龐雜的思想體系，形成意見和立場，反省自身的狀態，做出判斷和決定，以及描述各種經驗。

自我意識能力

大腦不只可以詮釋和誤解感官輸入，更能將種種訊息整合成一幅自我圖像，使我們得以觀察自己，這種能力可以稱為「自我意識」能力──雖然學者對它的定義沒有共識，也無法完全解釋運作方式，但它的存在受到一致公認。除此之外，自我意識的作用相當於另一種感官系統，一種層次更高的感官系統（第八感），能夠刺激我們採取行動，影響我們的整體運作。因此，自我意識既是個體

產生的造物，也會反過來影響個體。

自我意識經常被視為固定的、一種我們擁有的特徵，就像消化能力。它跟清醒狀態被劃上等號。但它遠不止於此。讓我們把自我意識想像成腦中的一個全像投影，隨著身體的每個感官輸入和轉變而呈現不同樣貌。它是我們內含的一種潛能（potentiality），而非客體或特徵。透過這種潛能，我們可以產生更強的自覺。自我意識是破解許多內在謎團的關鍵，讓我們得以學習新技能，以有益健康的方式改變我們的心身行為。來自我們自身的全像投影也可以強化我們本身。

然而，就像我們讀到的，有許多因素會破壞、扭曲和裂解結構脆弱的自我意識。危險——不論具體存在或來自想像——是主要問題來源，它讓我們啟動防衛機制，但過程中卻又充滿痛苦和恐懼地撕裂自我。另一項關鍵要素是無意識的驅動系統錯用習慣，它所創造的身體感知會扭曲我們觀察自身的第一面鏡子。

我們在此陷入兩難：如果窺視自我的鏡子已經受到扭曲，我們又如何看見它的缺陷？我們怎麼知道它需要校正？

無巧不巧，亞歷山大利用了另一面鏡子。他透過這面鏡子觀察自己（由外而內），看到了自身的鴻溝。他發現自己的動作與認知並不吻合、發現他無法停止不想要的動作、發現他的思考方式決定了他的行動、發現他的思考方式帶來錯誤的自我判斷和成見。他的自我意識，也就是內心的投射影像，似乎完全掌控了創造影像本身

的機器，卻也同時破壞了這部機器。結果，機器投射出來的影像就更扭曲了。造物和造物主遭到切割，兩者彼此傷害，使他深陷在扭曲、自我妄想，和進一步扭曲的惡性循環當中。

心身連結才能修復身體錯用

但面對鏡子的亞歷山大，也看到了自身的基礎一致性。他的所有部位都在連結互動。他並不是個別零件的集合，可以拆開來一一維修。他是完整的身心個體，也唯有身心手段才能根治他的問題。亞歷山大學會以抑制心身反應改變他的思考模式，並以意向改變他的動作模式，恢復平衡和協調性。這些改變在他生活和演戲的時候，產生新的感官回饋，進而帶來較準確的自我認知。慢慢地，他個別的受損部位獲得重新連結和修正他創造了一套應用方法，治癒了內心的鴻溝。

根據這些觀察結果和經驗，他推論人類進化方向是增強自我意識。他認為這是每個人靜待開發的潛力。我們的自我意識可能變強或變弱，掙脫或陷入自我扭曲的陷阱。我們每個人都有能力採取行動，提昇自我意識的效用。

亞歷山大相信，必須開發這項潛力才能改善個體與人類全體。他相信文明深陷危機，因為我們偏重自身以外的一切知識，對於自身的強烈信念也往往是錯的。

　　亞歷山大不在乎意識和改善全人類的大理論。如果缺乏實際方式驗證，理論又有何用？他已經證明，誰都可以有意識學會抑制和意向的技巧，讓每個人都有能力自我校正。他的夢想是，有一天人人都能利用這份知識克服己身的鴻溝，將有意識自我連結和自我掌控的天賦，付諸實踐。

自我體驗 G 與 H 單元

（G）如何強化背部

在 A 單元，你學會如何以半仰臥放鬆法和俯臥式放鬆背部肌肉。你在本單元中將學會如何以俯臥式達到相反的目的——強化背部肌肉，尤其是初階驅動系統的深層背部肌肉。

多年來，我們在坐下、站立或一切日常活動中錯用身體，導致背部淺層肌肉過度緊繃，但深層肌肉卻愈來愈貧弱。大部分人的運動方式會加深這種失衡狀態。另外，很多人相信應該加強的部位是腹部肌肉——而非背部肌肉。他們常常做仰臥起坐，使早已不良的協調性更加惡化。人體直立時撐住頭部和軀幹的，應該是深層背部肌肉，不是腹部。

我通常不推薦強化特定肌肉的運動，但這項運動很重要，因為太多人的深層背部肌肉無力。不過，你可能已經開始了解，運動不能保證成功，因為任何運動都可能做錯。練習這項運動的時候，請務必專心。這項活動有多少好處，端看你在動作時的思考模式。為了有效強化背部深層肌肉，你必須抑制和意向。

開始運動前，請先閱讀下面的說明和討論。

■頸部伸肌運動

〔註：如果你的頸部受傷，或有頸肩疼痛的問題，請在亞歷山大技巧教師指導下進行〕

1. 將書本或枕頭墊在胸骨下，採取俯臥式。（請參考 P.66 圖 A-2-1，回顧這個姿勢。）將手臂放在身體兩側，掌心向上，手肘彎曲。另外，你也可以把雙手舉過頭頂放在地板上，掌心朝下，手肘彎曲，上臂向外伸展。（見 P.337 圖 G-2-1。）讓額頭上緣接觸地面。讓肩膀向前接觸地面。讓注意力走上閣樓。思考「我沒有緊繃頸部」或「我沒有緊繃肌肉」。

2. 將頸部微微抬起——朝向天花板——遠離地板，這就是你要做的小幅動作。隨著頸部向後，頭部也會稍稍脫離地面（見圖 G-1-1）

首先，走上閣樓，制止內心對話。開始抑制，思考「我沒有繃緊身體」。然後思考「我沒有抬起頸部」。繼續維持這個念頭，等待幫手替你抬起頸部。（這個動作會用到頸部伸肌，不是頭部伸肌。頭部伸肌會使頭部後仰壓迫頸部。）

開始動作後，確保頭部離開地面高度在 2.5 公分以內。停止動

圖 G-1-1｜ **俯臥式：以頸部伸肌將頸部向後抬起，使頭部微微離開地面。**

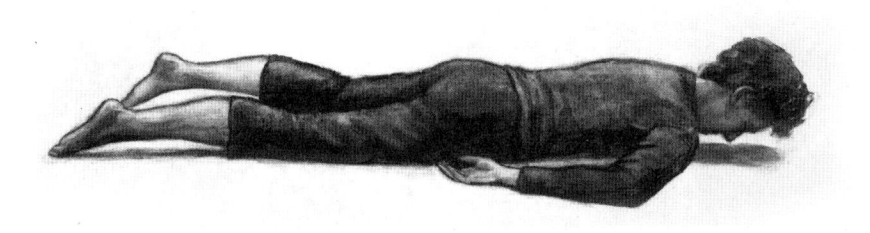

作。持續抑制，確保頭部抬起時間不超過 15 秒。接著將頭部放回地面休息。

　　注意：頸部不要移動超過 2.5 公分。頸部抬起時，不要緊繃下顎或舌頭。不要使用頭部伸肌——使頭部後仰壓迫頸部的肌肉。如果抬起頸部的時候，頭部跟著後仰，你會向前看到房間另一端（圖 G-1-2）。如果動作正確，你的視線仍然會落在地面。

　　如果你不確定有沒有使用正確肌肉，將一隻手放在頭頸後方，如同 B 單元第一項練習。抬起頸部時，頭部不應該往後壓迫頸部，但你會發現頸部肌肉在用力支撐。你也可以把手背放在下背部，感受這塊區域的動態。下背部不該出現任何緊繃感。

　　3. 重複這項動作，使用目前為止練習過的技巧：制止內心對話並走上閣樓。花點時間正確理解動作，然後思考沒有在動作。等你的幫手出現。抬起頸部時，持續思考沒有在動作。停止。持續抑

圖 G-1-2 │ 俯臥式：頭部後仰壓迫頸部，以頭部伸肌使頭部離開地面。

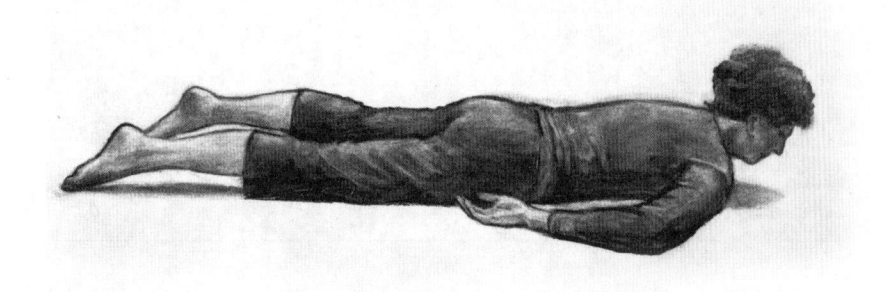

制。如果成功了，再把頸部抬高 2.5 公分。停止。持續抑制。然後把頭部放回地面休息。

過程中，如果你感到不該緊繃的肌肉變緊繃了，請把頭部放回地面休息，然後再次思考不要抬起頸部，重新開始。

當你把頭部放回地面時，你可能會感受到身體其他部位的肌肉放鬆了。這表示抬起頸部時，其實使用了這些肌肉，儘管你在動作中沒有自覺。既然你已經知道這個狀況，下次練習動作時，請花更多時間抑制這些肌肉，確保你只用到頸部伸肌。另外，注意呼吸。如果你憋氣，或肋骨周圍緊繃起來，導致肋骨無法移動，就表示你使用了不必要的肌肉。將頭放回地面休息，重新抑制。

這個動作做幾次就可以停止了。注意第二天背部的感覺如何。如果頸部或背部肌肉痠痛，尤其是下背部，請先等痠痛改善再開始

練習。如果你可以輕鬆完成這個小動作，隔天也沒有出現任何肌肉不適，請每天練習，慢慢增加動作次數以及抬起頸部的時間。動作次數不要超過 10 次，每次抬起的時間也不要超過 30 秒。

【討論】

軀幹的伸肌在背上。它們從頭部後方延伸到脊椎底部。我們已經讀到，大部分人都沒有正確使用肌肉來支撐直立姿勢，而是讓脊椎駝背彎曲，或過度使用背部表層肌肉，把自己向後下方拉。很多人的頸部和軀幹正面肌肉也太過緊繃，使脊椎向下拉扯的力道更重。更慘的是，如果頭部後方的肌肉也緊繃，會使得頭部的重量向後下方壓迫脊椎。結果就是頸部從胸部上端向前突出，使頭部懸吊在身體前面。（見 P.26 圖 0-1 和 P.37 圖 1-1。）在這種狀況下，頭部伸肌（使頭部後仰壓迫頸部的肌肉）過度緊繃，而頸部伸肌（支撐頸部，使它維持在後方跟脊椎成直線，而非向前突出）卻力道不足。

簡言之，如果你坐下和站立時，習慣讓頸部前伸，胸部內凹駝背，就表示縱貫整條脊椎的背部深層伸肌機能不正常。下一項動作中，你將使上背部脫離地面，增加頸部抬起的高度。這個動作比較難，所以必須慢慢做，同時維持抑制和意向。

開始練習之前，我先在此警告。如同已經討論過的，學習如何

使用和強化這些特定肌肉的同時，你不該使用任何不必要的肌肉。尤其是不該緊繃頭部伸肌，使頭部後仰。你不該緊繃臀部肌肉或大腿後方的膕繩肌。不該使用胸部和肋骨周圍，或是肩膀和手臂的肌肉。不該憋氣，緊繃下巴，或累壞任何身體部位。在這兩項運動中，動作必須緩慢，每次的幅度不能太大。

很多人覺得這些運動不好做。如果你已經很久沒用到這些肌肉，當你首次嘗試，也許會覺得根本不可能。不要放棄。由於你已經很久沒用這些肌肉，大腦就一直沒有啟動通到肌肉的神經路徑。你的腦部會一下子想不出來該如何完成動作。保持耐心，每天只練習幾分鐘就好。就算沒有真的完成動作，單純花時間讓腦部構思這個動作，都會對你有所幫助。慢慢地，你的幫手會建立正確的神經路徑，有天你就會發現自己可以完成了。

開始運動前，請先閱讀下面的說明和討論。

■頸部和背部伸肌運動
〔註：如果你的頸部受傷，或有頸肩疼痛的問題，請在亞歷山大技巧教師指導下進行〕

1. 採取俯臥式。將雙手舉過頭放在地面，掌心朝下，手肘彎曲，上臂向外伸展。制止內心對話，走上閣樓，思考「我沒有抬起

圖 G-2-1 | 俯臥式：使用頸部和背部伸肌，將頸部、頭部和上胸口抬離地面，避免頭部後仰，或繃緊下背部肌肉。

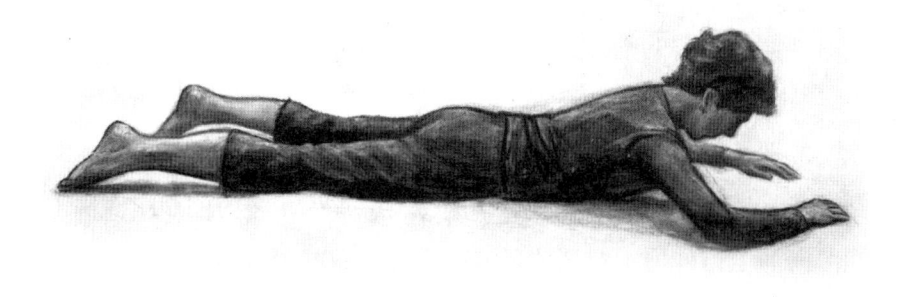

頸部」。然後思考意向：上、寬、前，以及前上方。

　　持續抑制和意向，讓幫手替你以頸部伸肌抬起頸部。停止動作並抑制和意向。再次開始動作。停止。抑制和意向。再多移動一點。用這種方式持續進行，直到頭、頸、上脊椎和胸口都離開地面為止（見圖 G-2-1）。

　　你可能會覺得不墊任何書本在胸口下，動作做起來比較舒服。

　　這項運動只是延續前一個動作。你將頸部（以及頭部）和上脊椎抬離地面。請頻繁停止動作並進行抑制。然後再多動 2.5 公分左右。如果你緊繃了不必要的肌肉，就該停下來，讓身體回到地面。休息。重新抑制和意向，再試一次。注意不要用到手臂和肩膀肌肉，或以手對地面施力。

　　如果你的上背部肌肉無力，但頸部和胸部正面肌肉（屈肌）緊

繃，這個動作會非常難做。每天短時間練習，只要出現多餘緊繃感就停止移動。保持耐心。可能要花上數月，但你會逐漸有辦法將頸部和上胸抬離地面。（見 P.49 圖 3-1：組圖的左方第一張。這是嬰兒最早開始練習的動作之一。）

2. 坐在椅子上。將雙腳放在地面，雙手放大腿。制止內心對話，走上閣樓。思考「我沒有坐著」。思考「我要頸部微微向後，頭部向前上方伸展，背部拉長變寬，膝蓋向前釋放。」

你的坐姿是否與平時不同？你是否注意到，背部肌肉正在支撐頸部和頭部，同時連結頸部與上背部？你的坐姿是否輕盈，輕鬆維持直立平衡？

有了抑制，你就能克服緊繃和癱軟的老習慣。有了意向，你就能啟動背部深層肌肉，輕鬆有效地支撐頭、頸和脊椎向上直立。

（H）日常生活的自我控制

■運動

你平常會運動嗎？不論是運動某一部位，例如舉啞鈴，或進行更全身性的活動，例如走路、慢跑、騎單車或游泳，這都是應用技

巧的大好機會。

舉例來說，如果你要用手舉啞鈴：先別急著重複動作。注意你的動作和思考模式。走上閣樓思考「我沒有在舉啞鈴」。然後思考「上、寬、前」。再加入「前上方」的念頭。重新思考「我沒有在舉啞鈴」。等待你的幫手。繼續思考沒有在舉啞鈴並重新思考意向。舉起跟放下啞鈴的同時，持續思考。

你可能會發現，當你加入抑制和意向的思考，就沒辦法像之前一樣輕易舉起啞鈴。這是好現象。透過抑制，你在避免過度緊繃肌肉。透過意向，你融合了多層次驅動系統，協調全身肌肉來舉重。換句話說，你沒有使用不適合這個任務的肌肉。這些新的認知技巧也能讓你知道，自己何時準備好增加重量，以及何時運動量已經足夠。不要漫無目的舉重，硬要做完指定的動作次數，或等到肌肉無法負荷才停。只有在能夠持續抑制和意向的情況下才舉，讓你在動作時融合身心，受傷的可能性就會大大降低。

你慢跑嗎？開跑之前，提醒自己你要思考怎麼跑。上路前先花幾分鐘抑制，思考「我沒有在跑步」。你可能會發現有一些肌肉放鬆了，而你根本不知道自己在使用它們，或者你會發現還沒起跑，有些肌肉就已經緊繃起來。思考「我不想緊繃頸部」。進行意向，思考「我想讓頭部在脊椎前上方，我想讓背部拉長變寬，我想讓膝蓋向前釋放。」開跑時，記得持續意向。你的跑步方式是否不一樣了？隨著你邊跑步邊意向的技巧進步，就不需要一直對自己重複這

些意向。重複幾次之後，你的腦部就會知道你要什麼。如果你突然發現自己的心身連結變差了，意思就是你累了。停止跑步，走一段路。等到你可以重新輕鬆抑制和意向，再開始跑步。

你騎單車嗎？如果你用的是下彎把手，頸背部的負擔可能會特別重。把手位置變低，使你必須彎曲脊椎，將頭部後仰壓迫頸部，才能看到前方的路。這代表你讓屈肌和頭部伸肌過度緊繃──剛好都是你知道不該用的肌肉。除非你在競賽，否則我建議你換成水平把手，提高手部位置。這會讓你的脊椎保持在伸展狀態──從頭到尾伸展──同時讓你以髖關節為支點使身體前傾（如同 F 單元 P.272 第二項練習）。另外，這樣也讓你的手臂遠離身體，朝把手伸展。你也不必彎曲脊椎骨和後仰頭部來看路了。坐得更直的感覺也許不對，但如果你要避免頸部受傷，又想騎車騎到老，這才是正確方式。

騎車的時候，注意所有你和車之間的接觸點：把手、座墊和踏板。做空間思考，幫助你的身體向外伸展──透過手臂和手掌，朝把手伸展；透過腿和腳，朝踏板伸展；透過脊椎伸展背部，讓骨盆朝座墊伸展。騎車應該跟攀岩有點像。攀岩初學者常常過度緊繃，肌肉緊張，反而導致手腳像被拉離岩石表面。有技巧的攀岩者會想到要伸展──朝手腳方向伸展──將身體往外朝岩石伸展。雖然感覺不那麼安全，但其實效率和效能更高。

同樣的，作為單車騎士，你不希望太繃緊肌肉，造成自己駝背

壓向單車，腹部緊繃，死握住手把。這會在不知不覺間把你的身體拉離單車。相反的，對自己默想不要抓緊，不要頭部後仰。然後進行意向，思考上、寬、前，以及前上方。使用空間思考讓全身產生擴張感，尤其是出力踩著踏板的腿部肌肉。思考全身在空間中擴張，朝頭部、骨盆和雙手的方向伸展。

■體育

如果你玩的運動需要打擊、接住或追蹤一個動態物體，你最重要的技巧就是感知這個物體——然後學會發現自己何時跟丟，再重新跟上。雖然大部分教練都看得出來，何時選手沒有「好好看球」，他們卻經常無法幫選手有意識和有效地學會這項任務。如果你從事這種體育活動，我建議你重讀一次第 13 章——我如何教傑瑞進行抑制並好好看球的故事。

故事重點是，儘管某種程度你有打開眼睛看球，但內心卻主要集中在其他地方：你可能想要感受身體，確認這些感覺的意義，希望肌肉以正確方式執行身體動作。你可能專注於讓你的動作更快 / 更壯 / 更遠 / 更好，你可能擔心你是不是做對了 / 做錯了 / 會贏 / 犯了錯，你可能在回想教練的指示，你也可能太過認真看球，用力緊繃控制眼球的肌肉，死死盯著那個動態物體——結果下一瞬間它已經消失，你跟丟了。

把我給傑瑞的體驗當成基礎材料，依照你從事的體育活動做成

修改版。把球棒、球拍、球棍之類的放下，練習看著動態物體朝你移動，直到經過身旁。注意它是不是突然從視線中神祕消失。儘管你的眼睛一直開著，但這就代表你已經看不到那個物體了。用抑制提醒自己，不要緊繃眼部或頸部肌肉去看。這些肌肉必須放鬆，才能讓眼睛快速移動，頭部快速轉動，跟上那個物體在空間中的動態。不要試著看清物體的某種特徵，或盯著它的表面看。觀察它的動態。這也需要你進行意向，這樣你在看的同時，才能對動態物體的周遭空間產生意識。隨著你觀察動態物體的能力提升，就增加練習難度—回到運動場上，在面對其他選手和思考比賽其他面向的同時，持續看見該物體。

■練習和表演

如果你有怯場的問題，抑制會特別有幫助。例如當你發現自己在表演前夕特別緊張，內心被可能表現不好的焦慮所霸佔時，只要你發現自己有類似的擔憂，就是該抑制的時候了。思考「我沒有在表演」，或者是「我沒有要準備表演」。如果你花足夠的時間抑制，可能會感受到一種陌生的空虛感，這就是焦慮感消失的感覺。意思是你的抑制生效了。不幸地，表演者常誤以為這種陌生的感覺代表他們還沒準備好上場，但它唯一的意思是你沒有製造自己的緊張感。雖然表演者常說他們不喜歡上場前的焦慮，他們卻經常認為有焦慮才能確保表演成功。結果他們微妙地重新觸發焦慮感。問問

自己，擔憂背後是否隱藏了這個成見。請挑戰你的成見，每天花點時間思考不要表演，焦慮感一旦消失你可能會覺得奇怪，但會發現其實自己可以不帶著焦慮感上場。

當你練習一段困難的音樂演奏、準備一段漫長的獨白，或排演一組複雜的舞蹈動作，你有什麼反應？注意你是否向下聚焦，離開閣樓，專注於某個身體部位。注意你的呼吸。注意頸部是否比平常更向前突出，肩膀和手臂更加緊繃。注意你的擔憂和刻意動作。停下來。思考沒有在彈奏 / 演戲 / 跳舞。讓注意力重新走上閣樓，離開樂譜的頁面或你的肌肉。思考空間：上、寬、前。將念頭對準前上方。持續抑制和意向，再重新開始。把抑制和意向當成優先要務。如果出錯就停止。等待。抑制和意向。重新開始。如果你發現自己因為沒有犯錯而焦慮，請停止。思考沒有在彈奏 / 演戲 / 跳舞。再次抑制和意向。如此一來，你就能逐漸解除向內聚焦、過度緊繃肌肉、以及自我助長擔心的習慣。久而久之，你可能會發現整體協調性變好了，你全身更平衡輕鬆了，問題也跟著煙消雲散。

■焦慮

有位學生向我表示他有焦慮問題：「我胃會灼熱。我常常擔心。所有身體的奇怪感覺，都讓我覺得這次一定出了大問題。本來不嚴重，但卻年年逐漸惡化。」

這類說法並不罕見。愈來愈多學生帶著慢性焦慮症狀來找我，

而且他們的年紀愈來愈小。不幸的是，學生很少理解他們的困境是自己造成的。一部分問題來自錯誤的成見，尤其是對身體感知的詮釋。感覺愈奇怪愈不舒服，他們愈相信自己生了大病。他們知道這些不適感愈來愈頻繁，自己也愈來愈擔心。但他們卻從不懷疑問題的基本前提——他們相信自己有問題。就像第 5 章的貝蒂，大部分人毫不懷疑自己的成見。他們相信自己的焦慮完全合理。他們認為這種焦慮是理性、合乎邏輯的反應，因為自己一定出了大毛病。在他們心中是感覺首先出現，他們才跟著開始「理性」擔心。只要不舒服，他們怎麼可能停止焦慮？

事實上，並不是因為感覺怪怪的，學生才會擔心。其實是學生長期處在焦慮狀態下，才會產生各種奇怪的生理感覺。這麼一來，腦部就會發明各種原因去解釋這些感覺。腦部愈是自行解釋——也許是癌症或其他重大疾病——就愈容易觸發杏仁核，產生更多神經化學變化，造成各種奇怪的感覺。只要學生相信「擔心有理」，他永遠不可能終結焦慮。

因此，我們的腦部會在低階、無意識的處理程序中，認定身體的狀態（焦慮）；在高階處理程序中，腦部發現了奇怪的身體感知（感覺）並發明一套故事來解釋（我一定生了重病。）要不是我們還有更高階的腦部機能，我們一定會不斷鑽牛角尖。我們可以學習理解體內的感覺，有意識地理解，自己如何助長自身的慣性焦慮，只因為我們相信所有大腦編造的故事。這層最高階的腦部機能透過

前額葉皮質進行。它是一種強制執行開關。有了前額葉皮質，我們可以抑制，思考「我不必擔心。我不必相信我的成見。這只是我大腦的幻想、揣測、自行捏造。我可以告訴自己不要繼續這樣的思考模式。我可以告訴自己，每次有看似合理的新說法跳進腦海，我不一定要相信。我不必用更多恐懼的思想來延續心身焦慮感。」

這需要練習和耐性，也需要更多時間才能建立新的思考模式，但慢慢地，抑制能夠扭轉看似無解的焦慮之惡性循環。

■疼痛

慢性疼痛的挑戰，其實跟慢性焦慮有些類似，他們經常太過專注於感覺。近期研究顯示慢性疼痛似乎會改變腦部的神經連結。在慢性疼痛之下，大腦會逐漸增強對疼痛的敏感度和感知能力。其他人可能會形容是「不安」或「不舒服」的感覺，對長期疼痛者來說，往往變成了疼痛，有時甚至是劇痛。換句話說，愈來愈多種的身體感知似乎都被腦部詮釋成「疼痛」。

通常，這種情況出現的同時，疼痛者都深信痛感必須獲得檢驗，以及必須採取一切方法控管和避免。就像第 8 章的艾德，這樣的人常常過著受限的生活，因為他們自認會導致或惡化疼痛的活動愈來愈多，使他們愈來愈害怕。如果這種心身狀態持續得夠久，這類人會變成某種複雜的結合體，包含真正的疼痛、幻想的疼痛和恐懼感，同時，在神經化學狀態改變之下，慢性恐懼、恐懼反應和錯

誤成見一起惡化。他們通常已經看過許多醫療專業人士，才會向亞歷山大技巧教師求助。歷經了這麼多的失敗，以及許多無法給予協助的專家，他們對教師採取懷疑、不願信任的態度。

對這些學生而言，抑制可能會特別困難，因為對他們來說，將注意力從疼痛上移開是完全不合理的。這徹底違反了他們認為必須專注於疼痛，才能加以控管。但如果這類學生繼續上課，等他們學會意向的時候，可能就會突然好轉。由於慢性疼痛經常造成腦部的空間思考能力遭到扭曲，他們每天開始練習花點時間思考「上、寬、前」之後，可能會驚訝發現症狀減輕了。

■如何生活

掌握新技巧之後，你可以創造無限多種的自我體驗，在處理更複雜的物理和人際活動的同時，使用抑制和意向。下面是一些例子：

■開車時抑制和意向。思考「我沒在開車，我在想上、寬、前。」

■在書桌前工作時，思考「我沒在書寫（或打字）。我沒有緊繃手臂和雙腿。我沒有憋氣。我沒有把頸部往下壓。我要思考上、寬、前。我要往前上方指示。」

■面對高爾夫球梯，準備上桿擊出小白球之前，在原地多站一下，思考「我沒有揮球桿」。當你看著球的時候，提醒自己思考讓

頸部往後，讓頭在前上方，讓膝蓋向前釋放，還有腳跟連結到地面。在上桿和下桿的整套動作同時，持續專注意向和看球。

　　■**當你和家人坐在感恩節餐桌上，嘗試制止內心對話。**單純專注在當下，聆聽別人的話語。

　　在你不認為新技巧有用的情境下，嘗試它們：

　　■**當你的老闆或配偶亂說話，你感到憤怒湧上心頭時，**告訴自己不要抱著這股情緒不放，不要在腦海裡不斷重播事發經過。然後思考上、寬、前。

　　■**當你的青少年兒女告訴你，他/她討厭你的時候，**不要吼回去（攻擊也是一種恐懼反應），告訴自己你不必立刻回應。停止。思考不要回應。思考頭部向前上方伸展，背部拉長變寬，膝蓋向前釋放。現在再想想你要如何回應。

　　■**當朋友邀請你參加從未嘗試的活動，**不要因為想像沒做過的事有點不自在，就立刻回絕。提醒自己情緒只是一時的。現在的感覺不一定是事後的感覺。提醒自己，你不知道這個體驗會有什麼結果，你不必立刻用拒絕或撤退來回應這股不安感。思考「我不知道結果會怎樣。我不必假設我一定會討厭」。然後思考「上、寬、前」一陣子。再問自己想不想試試看。也許你會改變心意。

　　■**當你感到內心混亂或疲憊時，**不要伸手拿一杯咖啡、酒精、煙，或巧克力，找個地方做半仰臥放鬆。制止內心對話。走上閣

樓——思考上方——啟動你的前額葉皮質。以明確的意義思考「我不必繼續撐著。我可以花點時間讓腦袋休息。」持續抑制，直到你發現「我想站起來」的念頭湧現。然後站起來，繼續剛剛的工作。

■**當你跟某人進行激烈的政治辯論，堅信你的立場正確時**，不要一再重複你的理論，變得愈來愈沮喪和暴躁，而是闡述重點之後不再說話。等待。讓你對自己產生自覺。注意你的坐姿。注意周遭的房間。注意頸部的緊繃感。注意你的呼吸。思考「我沒有緊繃」。思考「我不必一定要吵贏」。思考「我在表達意見，但我不一定完全正確」。思考「我要制止內心雜訊，暫時擱下成見，才能更聽懂對方的觀點並加以理解」。

■**當你的某項努力不斷失敗時，進行抑制。停止動作並等待。再重新開始。**

■**當你被情緒淹沒時，做半仰臥放鬆或俯臥式，並花時間抑制。**

■**當你從事某項創造性活動，需要想像力和創新思考，但卻始終沒有好點子時**，不要一再逼迫自己，或下定決心非完成不可，請經常做半仰臥放鬆。抑制，讓腦筋休息。等待。相信在等待的同時，幫手會替你想個好點子。你可能會驚訝發現，腦中自動跳出新的見解和想法。

註解

簡介

* 所有學員的姓名及身體特徵都經過修改（除了我兒子以外）。插畫中擔任動作示範的學員，是我私人的朋友，謝謝他們熱心幫忙。

亞歷山大簡介

* 抑制和壓抑通常被視為同義詞，但壓抑隱含有利用對心理或生理有害的方式，抑止某事物發生，特別是情緒方面。相反地，亞歷山大使用抑制這個詞來表示，積極健康的人停止或避免做出不必要或有害的行為。

05 人體第六感——身體感知

* 動覺（kinesthesia）和本體感覺（proprioception）二詞的定義都是對自我身體動作時的感受和意識能力。（本體感覺通常定義更廣泛，包含前庭器官的資訊。）二詞都不包含臟器傳來的感受，如心跳加速、肚子咕咕叫等，這些被神經學者定義為內感受覺（interoception）的感受；也不包含我們稱之為情緒的感覺。既然沒有單一名詞或詞組可形容人體可感受的一切感覺，我在此創造新詞—身體感知—並稱之為第六感。我以感受（feeling）和身體回饋（bodily feedback）作為此詞的同義詞。

08 恐懼下的身與心

* 編按：俄羅斯學者帕夫洛夫著名的狗的唾液制約反射體驗。狗天生看到食物就會分泌唾液，但如果在提供食物前，先敲幾聲鈴聲，則最後狗會將鈴聲與食物和分泌唾液連結，甚至只要聽到鈴聲，不需看到食物，就會出現制約反應，分泌唾液。

12 發現心靈的思考力

* 學習從閣樓來思考，是我個人對於有意識抑制理論的關鍵概念。於本章末尾會有更深入的討論。你在自我體驗的 C 單元也將有機會練習此項技巧。
* 我以這句話表達腦部學習語言意義、將此意義轉變為神經活動、並呈現在身體上的能力—能夠影響我

們的心靈、身體和行為。我並不是指某個字的特定同義詞，而是腦部 x 皮質對於字的處理。
* 我並非建議以有意識的抑制取代適當的醫療診斷和治療；我一向建議學生，有任何身體不適應該就醫檢查。不過，我希望在此突顯的是，太過注意疼痛感似乎會觸發某種身體過度反應，反而使疼痛的感受增強了。

13 盯緊你的球
* 我的意思不是單靠思想就能解決一切病症。我希望讓讀者看到，近期研究對於身心關連有了新的發現，以及腦部活動可以減弱或增強健康的進一步證據。

18 人體第七感——負責平衡與協調的前庭系統
* 這組感官構造也被稱為「半規管」。

國家圖書館出版品預行編目 (CIP) 資料

學放鬆，改正錯誤姿勢：認識亞歷山大技巧 / 蜜西．文妮雅 (Missy Vineyard) 作；
李漢威譯 . -- 第一版 . -- 臺北市：天下生活, 2016.04
　　面；　公分 . -- (健康人生；153)
譯自：How you stand, how you move, how you live : learning the Alexander
technique to explore your mind-body connection and achieve self-mastery
ISBN 978-957-0388-76-3(平裝)

1. 姿勢 2. 健康法
411.75　　　105004526

訂購天下生活出版圖書的四種辦法：

◦ **天下雜誌網路書店線上訂購：www.cwbook.com.tw**
　會員獨享：
　1. 購書優惠價
　2. 便利購書、配送到府服務
　3. 定期新書資訊、天下雜誌網路群活動通知

◦ **請至本公司專屬書店「書香花園」選購**
　地　　　址：台北市建國北路二段 6 巷 11 號
　電　　　話：(02) 2506-1635
　服務時間：週一至週五

◦ **到書店選購**
　請到全省各大連鎖書店及數百家書店選購

◦ **函購**
　請以郵政劃撥、匯票、即期支票或現金袋，到郵局函購
　天下生活出版劃撥帳戶：19239621 天下生活出版股份有限公司

優惠辦法：天下雜誌 GROUP 訂戶函購 8 折，一般讀者函購 9 折
讀者服務專線：(02) 2662-0332 (週一至週五上午 9：00 至下午 5：30)

健康人生 153

學放鬆，改正錯誤姿勢
★ 認識亞歷山大技巧 ★
How You Stand, How You Move, How You Live

作者｜蜜西‧文妮雅（Missy Vineyard）
譯者｜李漢威
責任編輯｜陳美宮
封面設計｜楊韻儒
插畫｜Matthew Mitchell

發 行 人｜殷允芃
康健雜誌社長｜李瑟
總 經 理｜梁曉華
總 編 輯｜張曉卉
出 版 者｜天下生活出版股份有限公司
地 址｜台北市 104 南京東路二段 139 號 11 樓
電 話｜(02) 2507-8627
讀者服務｜(02) 2662-0332　　　　傳真｜(02) 2662-6048
劃撥帳號｜19239621 天下生活出版股份有限公司
法律顧問｜台英國際商務法律事務所‧羅明通律師
印 刷 廠｜中原造像股份有限公司
裝 訂 廠｜中原造像股份有限公司
總 經 銷｜大和圖書有限公司　　　　電話｜(02) 8990-2588
出版日期｜2016 年 4 月第一版第一次印行
定 價｜380 元

ISBN：978-957-0388-76-3（平裝）
書 號：BHHH0153P

天下網路書店｜www.cwbook.com.tw
康健雜誌網站｜www.commonhealth.com.tw
康健出版臉書｜www.facebook.com/chbooks.tw

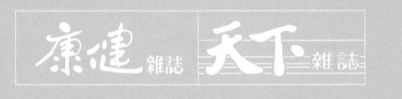